全国高等院校医学实验教学规划教材

公共卫生综合实验

主　编　李　伟　唐云锋
副主编　王春平　王在翔
编　委　（按姓氏笔画排序）
王　霞（潍坊医学院）　王在翔（潍坊医学院）
王春平（潍坊医学院）　邢　杰（潍坊医学院）
吕军城（潍坊医学院）　刘成凤（潍坊医学院）
杨淑香（潍坊医学院）　李　伟（潍坊医学院）
李万伟（潍坊医学院）　李兰花（潍坊医学院）
李晓红（潍坊医学院）　李望晨（潍坊医学院）
沈晓丽（潍坊医学院）　张丰香（潍坊医学院）
陈会波（潍坊医学院）　邵丽军（潍坊医学院）
罗　盛（潍坊医学院）　周　健（潍坊医学院）
郑德伟（潍坊医学院）　房　蕾（潍坊医学院）
秦　浩（潍坊医学院）　唐云锋（潍坊医学院）
崔庆霞（潍坊医学院）　葛均辉（潍坊医学院）
綦　晓（潍坊医学院）　蔡伟芹（潍坊医学院）
翟庆峰（潍坊医学院）

科学出版社
北　京

内 容 简 介

本实验教材立足岗位需求,建立起以岗位能力培养为主线,分层次、多模块、相互衔接的实验教学内容体系。实验内容包括七大模块:①医学统计分析方法与技术;②流行病学现场调查技术;③环境因素与健康综合实验;④营养与食品安全综合实验;⑤健康管理综合实验;⑥公共卫生危机管理综合实验;⑦公共卫生服务管理综合实验。实验教学内容编制框架实现了整体优化,首先引入核心知识点,以此为出发点,精心编制每个实验的组织过程和精选实验材料,其次,本实验教材中提供了大量的实证案例。

本书可供普通高等医药院校临床医学及肿瘤等专业本科生、硕士研究生使用,也可作为临床肿瘤专业医师参考用书。

图书在版编目(CIP)数据

公共卫生综合实验/李伟,唐云峰主编.—北京:科学出版社,2015.5
全国高等院校医学实验教学规划教材
ISBN 978-7-03-044262-8

Ⅰ.①公… Ⅱ.①李… ②唐… Ⅲ.①公共卫生-实验-高等学校-教材 Ⅳ.①R1-33

中国版本图书馆 CIP 数据核字(2015)第 096032 号

责任编辑:胡治国 王 超/责任校对:张怡君
责任印制:徐晓晨/封面设计:范璧合

科学出版社出版
北京东黄城根北街 16 号
邮政编码:100717
http://www.sciencep.com
北京凌奇印刷有限责任公司印刷
科学出版社发行 各地新华书店经销
*
2015 年 5 月第 一 版 开本:787×1092 1/16
2019 年 1 月第二次印刷 印张:12
字数:279 000
定价:49.80 元
(如有印装质量问题,我社负责调换)

全国高等院校医学实验教学
规划教材编委会

前　言

医学是一门实验性极强的科学，医学实验教学在整个医学教育中占有极为重要的位置。地方医学院校承担着培养大批高素质应用型医学专门人才的艰巨任务，但目前多数地方医学院校仍然采用以学科为基础的医学教育模式，其优点是学科知识系统而全面，便于学生理解和记忆，该模式各学科之间界限分明，但忽略了各学科知识的交叉融合；实验教学一直依附于理论教学，实验类型单一，实验条件简单；实验教材建设落后于其他教学环节改革的步伐，制约了学生探索精神、科学思维、实践能力、创新能力的培养。

近年来，适应国家医学教育改革和医疗卫生体制改革的需要，全国大多数医学院校相继进行了实验室的整合，逐步形成了综合性、多学科共用的实验教学平台，从根本上为改变实验教学附属于理论教学、实现优质资源共享创造了条件。经过多年的探索和实践，以能力培养为核心，基础性实验、综合性实验和设计创新性实验三个层次相结合的实验课程体系，逐步得到全国高等医学院校专家学者的认可。

要实现新世纪医学生的培养目标，除实验室整合和实验教学体系改革外，实验教材建设与改革已成为当务之急。为编写一套适应于地方医学院校医学教育现状的实验教材，在科学出版社的大力支持下，“全国高等院校医学实验教学规划教材”编委会组织相关学科专业、具有丰富教学经验的专家教授，遵循学生的认识规律，从应用型人才培养的战略高度，以《中国医学教育标准》为参照体系，以培养学生综合素质、创新精神和实践创新能力为目标，依托实验教学示范中心建设平台，在借鉴相关医学院校实验教学改革经验的基础上，编写了这套实验教学系列教材。全套教材共八本，包括《人体解剖学实验》、《人体显微结构学实验》、《细胞生物学实验》、《医学机能实验学》、《分子医学课程群实验》、《临床技能学实训》、《预防医学实验》和《公共卫生综合实验》。

本套教材力求理念创新、体系创新和模式创新。内容上遵循实验教学逻辑和规律，按照医学实验教学体系进行重组和融合，分为基本性实验、综合性实验和设计创新性实验等 3 个层次编写。基本性实验与相应学科理论教学同步，以巩固学生的理论知识、训练实验操作能力；综合性实验是融合相关学科知识而设计的实验，以培养学生知识技能的综合运用能力、分析和解决问题的能力；设计创新性实验又分为命题设计实验和自由探索实验，由教师提出问题或在教师研究领域内学生自主提出问题并在教师指导下由学生自行设计和完成的实验，以培养学生的科学思维和创新能力。

本套教材编写对象以本科临床医学专业为主，兼顾预防医学、麻醉学、口腔医学、影像医学、护理学、药学、医学检验技术、生物技术等医学及医学技术类专业需求。不同的专业可按照本专业培养目标要求和专业特点，采取实验教学与理论教学统筹协调、课内实验教学和课外科研训练相结合的方式，选择不同层次的必修和选修实验项目。

由于医学教育模式和实验教学模式尚存在地域和校际之间的差异，加上我们的理念和学识有限，本套教材编写可能存在偏颇之处，恳请同行专家和广大师生指正并提出宝贵意见。

"全国高等院校医学实验教学规划教材"编委会

2014 年 7 月

目　　录

第一篇　基础型综合实验

第二篇　拓展型综合实验

第一篇 基础型综合实验

第一章 医学统计分析方法与技术

实验一 SPSS 数据编码、录入与保存

一、核心知识点

（一）统计学方法与 SPSS 软件的关系

统计学方法和 SPSS 软件在实际工作中是分工协作、优势互补的两种工具，统计学方法的作用主要体现在培养统计的思维能力，掌握统计学方法的适用条件和应用范围，学会正确解释与表达数据结果的统计学意义，并结合实际的专业问题得出恰当的结论；而 SPSS 软件的作用则是针对实际问题选择适当的统计学方法，进行简单操作设置，将统计学方法中复杂的统计量公式及计算过程作为暗箱，直接实现数据结果的呈现。所以要处理好两者的关系，没有一定的统计学基础，SPSS 软件的学习就成了无源之水，而不能熟练掌握一种统计软件，统计学方法的应用将会很困难。

（二）数据编码

数据编码是指将原始数据资料（如问卷、试验结果等）的问题转化为 SPSS 能够识别的变量，并明确变量个数、变量名称、变量类型及变量赋值方法等的规划过程。

（三）SPSS 数据的录入和保存

SPSS 数据的录入通常有两种方式，一种是在 SPSS 数据管理窗口中新建数据文件，二是打开已存在的 SPSS 数据文件（.sav）或其他类型（如 .xls，.txt，.dbf 等）的数据文件；同样的，保存也可以为 SPSS 的数据类型（.sav）和其他数据类型（如 .xls，.txt，.dbf 等）。

在 SPSS 数据管理窗口新建文件需要变量定义和数据输入两个环节：首先，根据编码方案进行变量的定义，依次对变量的名称、类型、宽度、小数点位数、值标签、缺失值等分别进行定义和设置；其次，按照编码方案依次录入各个方案对应变量的赋值。

（四）SPSS Statistics 查看器

SPSS 系统带有一个查看器，其作用主要是输出统计分析结果，并跟踪显示系统操作的语法。SPSS 的第一项操作结束后，系统会自动打开查看器，以后的操作语法及结果会自动添加到查看器窗口的后面，其内容可以进行编辑修改，也可以将表格、图像等复制粘贴到 Word 等编辑器。

二、实 验 目 的

(一) 学习目标

理解各种问题类型及其编码方法，掌握各种类型变量的定义、数据录入及数据文件保存的 SPSS 的操作实现。

(二) 知识能力要求

通过对问题进行数据编码的练习，提高学生利用 SPSS 进行变量设置及数据录入的能力。

三、实验内容与安排

(一) 实验内容

(1) SPSS 数据编码方案表的编制。

(2) SPSS 的变量定义、数据录入及数据文件保存。

(二) 内容安排

(1) 带教老师首先以【实例 1.1】为例讲解问卷的问题类型及其如何进行数据编码，并列出该问卷的编码方案表。

(2) 带教老师根据列出的编码方案表，按【实例 1.1】的[操作步骤]现场操作演示 SPSS 的操作实现。

(3) 学生对实验相关材料给出的【实验案例 1.1】，在带教老师指导下，按案例要求进行现场操作实现。

四、实验结果与评价

(1) 带教老师根据学生操作过程中出现的问题、重点及难点等对本次实验操作作出总结与评价。

(2) 学生根据对【实验案例 1.1】的操作，以及老师对实验操作的总结与评价，进行总结分析，按[实验目的][操作步骤]两个环节，写出实验报告。

五、实验相关资料

【实例 1.1】 对下面新农合基本信息调查问卷编制编码方案表，并按编码方案进行变量定义、数据录入和保存。

新型农村合作医疗基本信息调查问卷(简化)

1. 您的姓名：王俊。
2. 您的性别：√a. 男　b. 女
3. 您的出生日期：1980. 06. 06。

4. 您的学历：a. 初中及以下　b. 高中及中专　√c. 大专　d. 本科及以上

5. 您参加新农合至今约 8 年。

6. 您是通过何种途径了解新农合的(限选3项)？

√a. 电视　b. 广播　√c. 报纸　√d. 宣传　e. 其他

7. 您平时是否有常发病？

√a. 是　b. 否

8. 若有常发病，则为哪些系统疾病？

√a. 呼吸系统　b. 消化系统　√c. 内分泌系统　d. 泌尿系统　e. 其他

9. 您对新农合的总体满意度如何？

a. 很高　b. 高　√c. 一般　d. 差　e. 很差

10. 您曾经对新农合抱怨过吗？

a. 经常抱怨　√b. 抱怨　c. 一般　d. 偶尔抱怨　e. 从没抱怨

编制新农合基本信息调查编码方案表，如表1-1所示。

表1-1　新农合基本信息调查编码方案表

题号	变量名称	数据编码	变量类型	个案选项	变量赋值
1	姓名	按实际姓名录入	字符型	王俊	王俊
2	性别	1-男,0-女	数值型	男	1
3	出生日期	按实际日期录入	日期型	1980. 06. 06	1980. 06. 06
4	学历	1-初中及以下,2-高中及中专,3-大专,4-本科及以上	数值型	大专	3
5	参加新农合年数	按实际年数录入	数值型	8	8
6	新农合途径1	1-电视,2-广播,3-报纸,4-宣传,5-其他	数值型	电视	1
6	新农合途径2	1-电视,2-广播,3-报纸,4-宣传,5-其他	数值型	报纸	3
6	新农合途径3	1-电视,2-广播,3-报纸,4-宣传,5-其他	数值型	宣传	4
7	是否有常发病	1-是,0-否	数值型	是	1
8	呼吸系统疾病	1-有,0-无	数值型	呼吸系统	1
8	消化系统疾病	1-有,0-无	数值型		0
8	分泌系统疾病	1-有,0-无	数值型	内分泌系统	1
8	泌尿系统疾病	1-有,0-无	数值型		0
8	其他疾病	1-有,0-无	数值型		0
9	新农合满意度	10-很高,8-高,6-一般,4-差,0-很差	数值型	一般	6
10	新农合抱怨	0-经常抱怨,2-抱怨,4-一般,7-偶尔抱怨,10-没抱怨	数值型	抱怨	2

［**操作步骤**］

界面选择：SPSS主界面→变量编辑视图(Variable View)

界面操作：按上面介绍方法，依次在各行分别输入变量名称；然后设置变量类型及宽度，数值型变量还要设置小数位数；若变量取值是多项选择，一般要设置值标签；数值型变量若有缺失值，需要设置缺失值。

首先，进行变量定义，结果如图1-1所示。

其次，进行数据的录入与保存。单击“数据编辑视图(Data View)”，进入数据编辑界面，将编码方案表中个案选项的变量赋值录入，结果如图1-2所示。

5-independent.sav [数据集6] - SPSS Statistics 数据编辑器

	名称	类型	宽度	小数	标签	值	缺失
1	姓名	字符串	8	0		无	无
2	性别	数值(N)	4	0		{0, 女}...	无
3	出生日期	日期	8	0		无	无
4	学历	数值(N)	4	0		{1, 初中及以...	无
5	参新农合年数	数值(N)	6	2		无	-1.00
6	新农合途径1	数值(N)	4	0		{1, 电视}...	无
7	新农合途径2	数值(N)	4	0		{1, 电视}...	无
8	新农合途径3	数值(N)	4	0		{1, 电视}...	无
9	是否有常发病	数值(N)	4	0		{0, 否}...	无
10	呼吸系统疾病	数值(N)	4	0		{0, 无}...	无
11	消化系统疾病	数值(N)	4	0		{0, 无}...	无
12	分泌系统疾病	数值(N)	4	0		{0, 无}...	无
13	泌尿系统疾病	数值(N)	4	0		{0, 无}...	无
14	其他疾病	数值(N)	4	0		{0, 无}...	无
15	新农合满意度	数值(N)	4	0		{0, 很差}...	-1

数据视图　变量视图　　SPSS Statistics 处理器已就绪

图 1-1　实例 1.1 变量定义结果

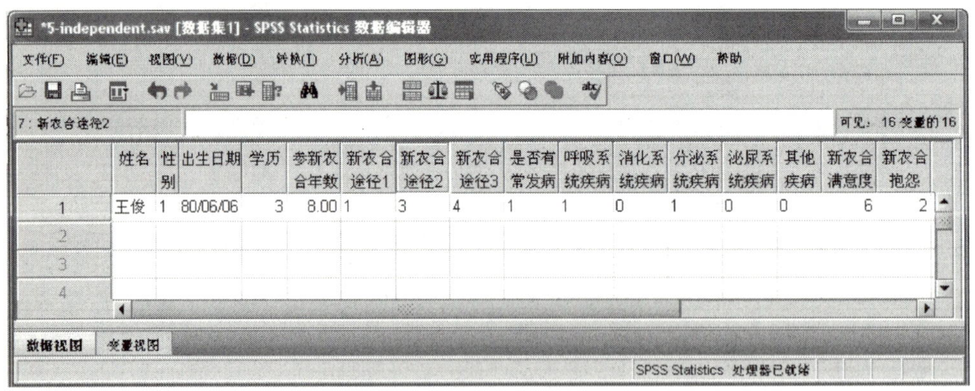

	姓名	性别	出生日期	学历	参新农合年数	新农合途径1	新农合途径2	新农合途径3	是否有常发病	呼吸系统疾病	消化系统疾病	分泌系统疾病	泌尿系统疾病	其他疾病	新农合满意度	新农合抱怨
1	王俊	1	80/06/06	3	8.00	1	3	4	1	1	0	1	0	0	6	2
2																
3																
4																

图 1-2　编码方案表中个案变量赋值录入结果

打开“视图(View)”下,“值标签(Value Labels)”开关,则显示值标签,如图 1-3 所示。数据录入完毕保存数据文件名为实例 1-1. sav。

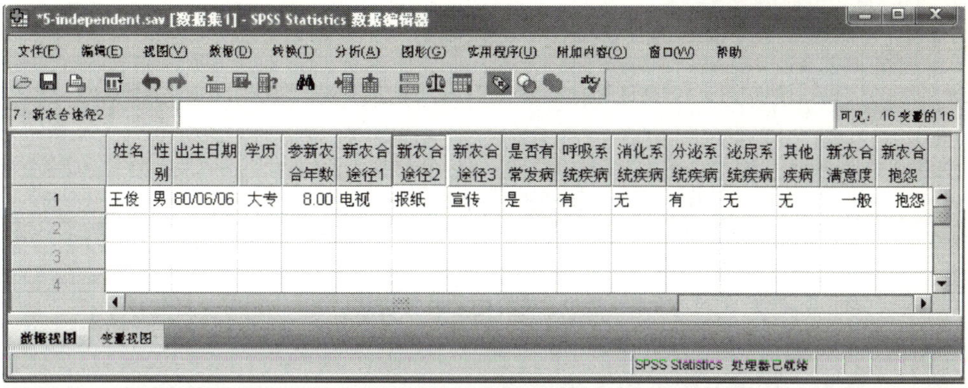

	姓名	性别	出生日期	学历	参新农合年数	新农合途径1	新农合途径2	新农合途径3	是否有常发病	呼吸系统疾病	消化系统疾病	分泌系统疾病	泌尿系统疾病	其他疾病	新农合满意度	新农合抱怨
1	王俊	男	80/06/06	大专	8.00	电视	报纸	宣传	是	有	无	有	无	无	一般	抱怨
2																
3																
4																

图 1-3　编码方案表中个案变量赋值标签显示结果

【实验案例 1.1】　下面是一张农村社区卫生服务需求、利用及满意度现况调查表，试制作一个编码方案表，并按编码方案表新建数据文件，保存为实验 1-1. sav。

农村社区卫生服务需求、利用及满意度现况调查表

为了解农村社区居民卫生服务需求、利用及满意度现状，以便于分析其影响因素，并提出改进完善的措施，促进农村社区居民的身心健康。请积极配合本次调查，并请如实回答，您所提供的情况，我们将严格保密，衷心感谢您的合作！

请在"____"填上你的答案，在合适选项的标号上打"√"。

一、基本信息

1. 您所在县城：诸城市。

2. 您的体重(kg)：74。

3. 您的出生日期：1976. 08. 09。

4. 您的性别：√a.男　b.女。

5. 您的文化程度：a.初中及以下　b.高中/中专　√c.大专　d.本科及以上。

6. 您每年家庭收入约为 60000 元，您个人每年收入约为 30000 元。

7. 您目前的婚姻状况：a.未婚　√b.已婚　c.丧偶　d.离婚。

二、专业信息

1. 目前家里最需要医生提供的服务是____(限选三项)？

√a.老年人护理知识和服务　√b.慢性病防治知识和服务

c.妇女儿童保健知识和服务　√d.看病和健康方面知识和服务　e.其他

2. 您是否需要下列服务？(单选)

a.当有需要时，医生马上上门服务

√b.医生能与我家建立联系，定期给予健康建议，提供想要的服务　c.其他

3. 您对照顾长期卧床老人和产妇方面意向如下。

(1) 如开展专门的照顾老人的服务，能否接受　√a.能　b.不能

能接受多少护理费用 800 元/月。

(2) 如开展专门的照顾坐月子妇女的服务，能否接受　√a.能　b.不能

能接受多少护理费用 500 元/月。

4. 全科医疗机构开展了哪些服务内容？

a.家庭病床　√b.户籍制保健　√c.简易门诊　√d.社区护理

e.呼叫服务　√f.热线电话咨询　g.其他

5. 近三年来，您平均每年的医疗费用大概有 2000 元，可以报销 1000 元。

6. 您对村卫生室的服务满意吗？

a.很满意　√b.满意　c.一般　d.不满意　e.很不满意

7. 您对乡镇卫生院的服务满意吗？

a.很满意　b.满意　√c.一般　d.不满意　e.很不满意

（王在翔）

实验二　数据资料的描述性分析

一、核心知识点

（一）频数（频率）分布图和分布表

（1）对计量资料，如果样本量较大，常需要对原始资料进行统计分组、整理，列出频数（频率）分布表，继而画出频数（频率）分布图（常用直方图），通过频数（频率）分布表及频数（频率）分布图观察变化趋势乃至资料的分布类型。

计量资料数据有连续型和离散型两种，对于离散型计量资料，一般以一个或几个取值作为一个组段进行统计分组，然后统计各组的频数（频率），形成频数（频率）分布表；而对于连续型计量资料，一般将原始数据按照一定的区间标准（每个区间作为一组）进行统计分组，然后统计各组的频数（频率），形成频数（频率）分布表，继而绘制成频数（频率）分布图。

（2）对计数资料，计数资料包括定类资料和定序资料（也称等级资料），计数资料本身已经做好了分组，只需统计每一组中各个观察个案的频数或频率，即可列出频数（频率）分布表，继而画出频数（频率）分布图（常用条形图或饼图）。

（3）频数（频率）分布表及频数（频率）分布图主要用途：

1）可用来揭示资料的分布类型。

2）可以观察频数（频率）资料的变化趋势。

3）便于发现可疑值，以确定取舍。

4）为选择进一步的统计分析方法、确定统计指标提供指导。

（二）常用指标

（1）计量资料的描述性统计分析的常用指标有描述集中趋势、描述离中趋势及描述数据分布形态的三类。①集中趋势指标主要有：算术均数、几何均数、中位数、百分位数及众数等；②离中趋势指标主要有：方差、标准差、极差、四分位间距及变异系数等；③数据分布形态指标有：峰度系数和偏度系数。

（2）计数资料的描述性分析通常采用相对数指标，主要有三种：构成比、率和相对比。

二、实验目的

（一）学习目标

（1）理解统计分组、常用集中趋势指标和离中趋势指标的含义与作用，掌握绘制频数（频率）分布表（图）、常用集中趋势指标和离中趋势指标的 SPSS 操作实现。

（2）理解构成比、率和相对比的含义，掌握计数资料描述性分析的 SPSS 操作实现。

（二）知识能力要求

（1）通过对计量资料描述性分析（描述计量资料的各个统计指标）的练习，提高学生利用 SPSS 对计量资料进行描述性统计分析的能力。

（2）通过对计数资料描述性分析（描述计数资料的各个统计指标）的练习，提高学生利用 SPSS 对计数资料进行统计分析的能力。

三、实验内容与安排

（一）实验内容

（1）计量资料和计数资料的频数分布表形成及频数分布图的绘制。

（2）集中趋势指标和离中趋势指标的 SPSS 操作实现。

（二）内容安排

（1）带教老师引导学生回顾讨论常用的集中趋势指标和离中趋势指标，以及构成比、率和相对比的含义。

（2）带教老师以【实例 1.2】为例讨论讲解计量资料统计分组的意义及方法。

（3）带教老师按【实例 1.2】【实例 1.3】的[操作步骤]现场操作演示 SPSS 操作实现；按[主要结果与分析]对实例的结果作出解读与分析。

（4）学生对实验相关材料给出的【实验案例 1.2】在带教老师指导下，按案例要求进行现场操作实现，并对结果进行解读与分析。

四、实验结果与评价

（1）带教老师根据学生操作过程中出现的问题、重点及难点等对本次实验操作作出总结与评价。

（2）学生根据对实验案例的操作，以及老师对实验操作的总结与评价，进行总结分析，按[实验目的][操作步骤]及[主要结果与分析]三个环节，写出实验报告。

五、实验相关资料

【实例 1.2】 某地 120 名 18~35 岁健康男性居民血清铁含量（μmol/L），数据如表 1-2 所示：

表 1-2　某地 120 名 18~35 岁健康男性居民血清铁含量　（单位：μmol/L）

7.42	8.65	23.02	21.61	21.31	21.46	9.97	22.73
20.38	8.40	17.32	29.64	19.69	21.69	23.90	17.45
18.36	23.04	24.22	24.13	21.53	11.09	18.89	18.26
14.27	17.40	22.55	17.55	16.10	17.98	20.13	21.00
14.89	18.37	19.50	17.08	18.12	26.02	11.34	13.81
24.52	19.26	26.13	16.99	18.89	18.46	20.87	17.51

续表

17.14	13.77	12.50	20.40	20.30	19.38	23.11	12.67
14.77	14.37	24.75	12.73	17.25	19.09	16.79	17.19
21.75	19.47	15.51	10.86	27.81	21.65	16.32	20.75
12.65	18.48	4.83	23.12	19.22	19.22	16.72	27.90
14.94	20.18	21.62	23.07	10.25	4.94	15.83	18.54
19.08	20.52	24.14	23.77	13.12	11.75	17.40	21.36
23.29	17.67	15.38	18.61	23.02	24.36	25.61	19.53
14.56	19.89	19.82	17.48	19.32	19.59	19.12	15.31
11.74	24.66	14.18	16.52	22.11	13.17	17.55	19.26

血清铁含量	血清铁含量组别
7.42	2.00
20.38	5.00
18.36	4.00
14.27	3.00
14.89	3.00
24.52	5.00
17.14	4.00
14.77	3.00
21.75	5.00
12.65	3.00

图 1-4　血清铁含量及组别(部分)

(1) 试按区间标准[0,5)、[5,10)、[10,15)、[15,20)、[20,25)、[25,30]分为 6 组,并绘制出其频数(频率)分布表及频数(频率)分布图。

(2) 计算该样本的均数、中位数、众数及百分位数 P_{25}和 P_{75}。

(3) 计算该样本的方差、标准差、极差及四分位间距。

[操作步骤]

首先建立只有一个变量“血清铁含量”的数据文件,利用主菜单“转换(Transform)”→“重新编码为不同变量(Recode into Different Variables)”,生成新变量“血清铁含量组别”,结果另存为“实例 1-2. sav”,结果如图 1-4 所示。

菜单操作:主菜单“分析(Analyze)”→“描述统计(Descriptive Statistics)”→“频率(Frequencies)”,出现频数(频率)界面。

界面参数设置:选择变量“血清铁含量”进入“变量(Variable)”框,界面如图 1-5 所示。

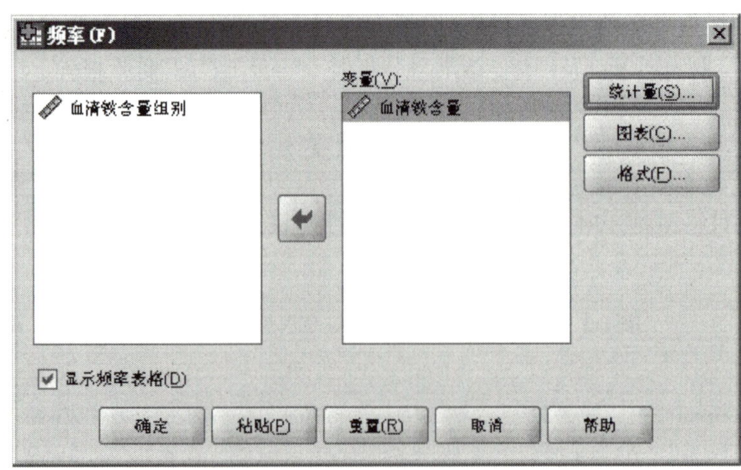

图 1-5　频数(频率)主界面

(1) 单击“图表(Charts)”按钮,选择“直方图(Histograms)”,并选“带正态曲线(With

normal curve)”,选择图形时也可根据需要选择饼图(Pie charts)或条形图(Bar charts),点击“继续(Continue)”。

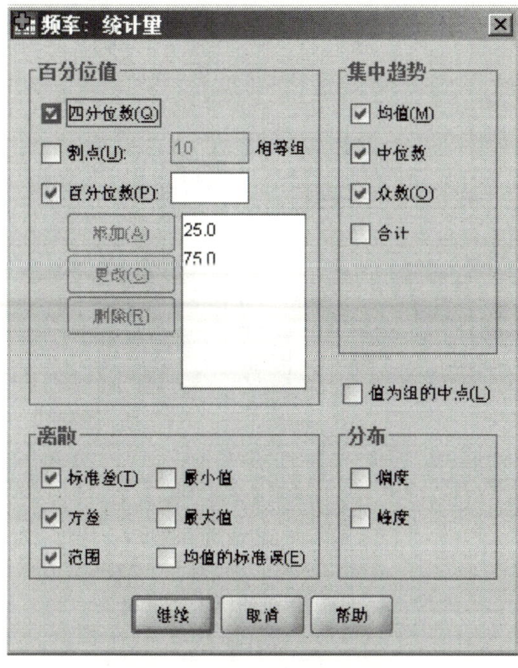

图 1-6　频率:统计量设置界面

(2) 点击“统计量(Statistics)”按钮,统计量设置界面如图 1-6 所示:“集中趋势(Central Tendency)”区域中选择“均值(Mean)”“中位数(Median)”及“众数(Mode)”;“百分位值(Percentile Values)”区域中选择“百分位数(Percentile)”,框中依次输入百分位数 25 和 75,点击“添加(Add)”。

(3) “离散(Dispersion)”区域中选择“标准差(Std deviation)”“方差(Variance)”“范围(Range)”,“百分位值(Percentile Values)”区域中选择“四分位数(Quartiles)”;点击“继续(Continue)”。其他按默认,返回主界面,点击“确定(OK)”。

[主要结果与分析]

表 1-3　血清铁含量频数(频率)分布表

血清铁含量组别		频数	百分比	有效百分比	累积百分比
有效	1.00	2	1.7	1.7	1.7
	2.00	4	3.3	3.3	5.0
	3.00	21	17.5	17.5	22.5
	4.00	50	41.7	41.7	64.2
	5.00	37	30.8	30.8	95.0
	6.00	6	5.0	5.0	100.0
	合计	120	100.0	100.0	

由表 1-3 可见,区间组[15,20)、[20,25)及[10,15)人数较多,分别为 50、37、21 人,再

结合图 1-7 可知，血清铁含量分布的正态性尚可。

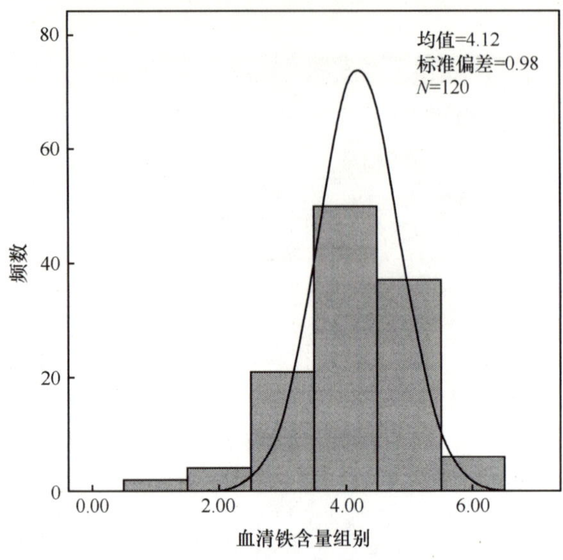

图 1-7　频数直方图

表 1-4　集中趋势指标结果

统计量

血清铁含量

N	有效	120
	缺失	0
均数		18. 3969
中位数		18. 8900
众数		17. 40[a]
百分位数	25	15. 5900
	75	21. 5900

a.存在多个众数。显示最小值

由表 1-4 可知，120 名健康男性居民的血清铁含量均数为 18. 3969μmol/L、中位数为 18. 89μmol/L 和百分位数 P_{25} = 15. 59μmol/L，P_{75} = 21. 59μmol/L，最小众数为 17. 40μmol/L。

表 1-5　离散趋势指标结果

统计量

血清铁含量

N	有效	120
	缺失	0
标准差		4. 68094
方差		21. 911
全距		24. 81
百分位数	25	15. 5900
	50	18. 8900
	75	21. 5900

由表 1-5 可见，120 名健康男性居民血清铁含量的标准差 $S=4.68094\mu mol/L$，极差 $R=24.81\mu mol/L$，四分位间距 $Q=P_{75}-P_{25}=6\mu mol/L$。

对于计量资料的描述性统计分析，SPSS 还提供了两个模块，菜单操作为：主菜单“分析(Analyze)”→“描述统计(Descriptive Statistics)”→“描述(Descriptives)”及“探索(Explore)”，它们的功能各有所长，可以相互结合灵活运用，譬如可以用“探索(Explore)”模块中的 QQ 图及直方图，直观判断数据变量分布的正态性；另外，主菜单“分析(Analyze)”→“比较均值(Compare Means)”→“均值(Means)”，也具有的更强大的类似功能，这里不予赘述。

【实例 1.3】 已知某医院 20 名患者的年龄段、性别、高血压及糖尿病等信息，如表 1-6 所示。

表 1-6　20 名患者高血压及糖尿病等信息

患者编号	年龄组	性别	高血压等级	糖尿病类型	患者编号	年龄组	性别	高血压等级	糖尿病类型
1	3	1	1	1	11	1	1	2	1
2	1	2	2	2	12	3	1	3	1
3	1	2	0	2	13	2	2	3	0
4	1	1	0	2	14	3	1	0	0
5	1	1	3	0	15	3	1	0	2
6	3	2	2	0	16	2	2	1	1
7	1	1	1	0	17	3	2	2	2
8	3	1	1	1	18	3	1	2	1
9	3	1	2	2	19	3	1	1	1
10	1	1	3	2	20	3	1	3	2

试对高血压等级及糖尿病类型分别制作频数(频率)分布表及频数(频率)分布图。

[操作步骤]

首先，新建数据文件“实例 1-3. sav”。

菜单操作：主菜单“分析(Analyze)”→“描述统计(Descriptive Statistics)”→“频率(Frequencies)”，出现频数(频率)界面。

界面参数设置：选择变量“高血压等级”及“糖尿病类型”进入“变量(Variable)”框；点击“图表(Charts)”按钮，选择“条形图(Bar charts)”(也可选择饼图，每次只能选一种)，点击“继续(Continue)”；其他按默认，点击“确定(OK)”。

[主要结果与分析]

见表 1-7，表 1-8，图 1-8，图 1-9。

表 1-7　糖尿病类型频数及构成比结果表

糖尿病类型

		频数	百分比	有效百分比	累积百分比
有效	0	5	25.0	25.0	25.0
	1	7	35.0	35.0	60.0
	2	8	40.0	40.0	100.0
	合计	20	100.0	100.0	

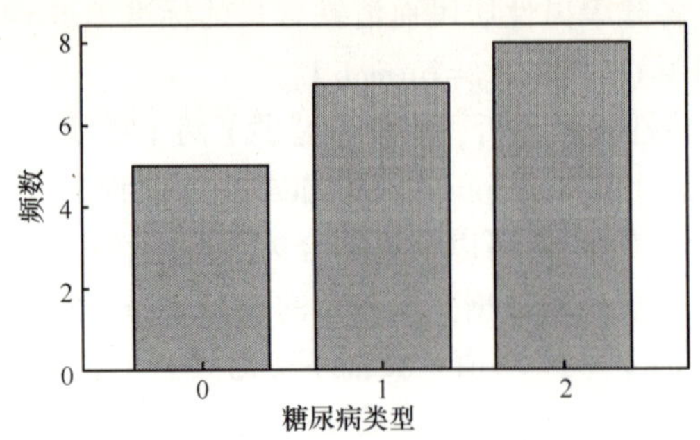

图 1-8　糖尿病类型频数条形图

表 1-8　高血压等级频数及构成比结果表

高血压等级

		频数	百分比	有效百分比	累积百分比
有效	0	4	20. 0	20. 0	20. 0
	1	5	25. 0	25. 0	45. 0
	2	6	30. 0	30. 0	75. 0
	3	5	25. 0	25. 0	100. 0
	合计	20	100. 0	100. 0	

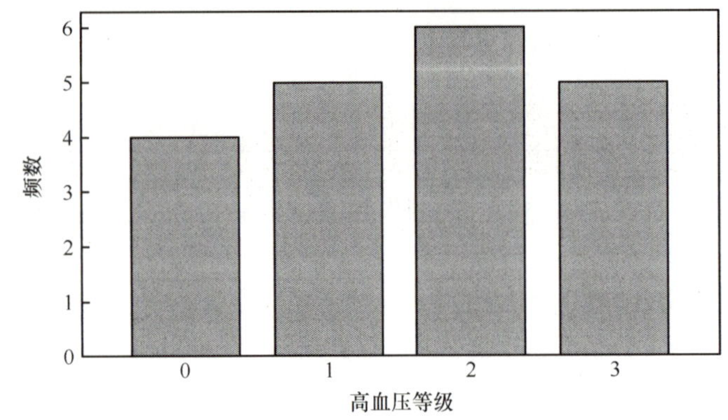

图 1-9　高血压等级频数条形图

由图表可以直观看出各组的频数及分布构成比情况。需要说明的是,若想考查不同年龄段或性别的高血压等级及糖尿病类型的分布情况,则需要利用“探索(Explore)”功能模块。

【实验案例 1. 2】　已知某医院对 20 名结石患者进行手术,其部分手术指标如表 1-9 所示:

表 1-9　某医院 20 名肾结石患者部分手术指标

编号	性别	肾周积液	结石表面积	手术时间	灌注量	肾部位	结石侧肾盂压力
1	女	有	69. 08	115	7400	上段	105. 32
2	男	有	43. 18	45	4500	上段	110. 63
3	女	有	112. 26	56	4900	上段	170. 85

续表

编号	性别	肾周积液	结石表面积	手术时间	灌注量	肾部位	结石侧肾盂压力
4	男	有	91.89	90	3500	上段	120.64
5	男	有	27.48	80	5000	上段	130.65
6	女	有	141.30	65	7000	上段	140.58
7	男	有	91.85	78	4700	上段	132.64
8	女	有	77.72	85	6000	上段	160.53
9	女	无	81.68	60	1000	上段	135.65
10	男	无	37.70	90	2300	上段	152.12
11	女	无	65.94	58	3600	中段	67.83
12	女	无	105.98	110	4300	中段	75.68
13	女	无	27.49	90	800	中段	90.83
14	女	无	70.65	40	1500	中段	110.64
15	男	无	290.28	30	2000	中段	100.74
16	女	无	68.78	55	4500	中段	96.72
17	女	无	42.39	60	3800	中段	109.45
18	女	无	49.46	50	3000	中段	96.56
19	男	无	56.52	55	1800	中段	89.89
20	女	无	98.91	48	2600	中段	80.73

试利用 SPSS 进行下列操作：

(1) 建立数据文件实验 1-2. sav。

(2) 现经验证结石表面积、结石侧肾盂压力基本服从正态分布，试计算结石表面积、结石侧肾盂压力的均数和标准差。

(3) 现经验证手术时间、灌注量是偏态分布，试计算手术时间、灌注量的中位数和四分位间距。

(4) 绘制 20 名患者的性别、肾部位、肾周积液(有无)的频数及构成比图表，并分析之。

(王在翔)

实验三　数据资料总体均值的 t 检验

一、核心知识点

(一) 单样本的 t 检验

(1) 单样本 t 检验：旨在通过样本数据检验总体均值与已知总体均值(常数)之间的差异是否具有统计学意义。

(2) 单样本 t 检验的原假设(或虚无假设)H_0：总体均值与某常数相等($\mu=\mu_0$)；单样本 t 检验的统计量为 $t=\dfrac{\bar{X}-\mu_0}{S/\sqrt{n}} \sim t(n-1)$。

(3) 应用条件:样本数据资料类型为数值型;总体服从正态分布且总体方差未知。

(二) 配对样本的 t 检验

(1) 配对样本 t 检验:旨在通过配对样本数据检验两总体均值之间的差异是否具有统计学意义。

(2) 配对样本 t 检验的原假设 H_0:两总体均值之差为0($\mu_1-\mu_2=0$)或两总体均值相等($\mu_1=\mu_2$)。

配对样本 t 检验过程可以这样理解:先求配对样本的差值样本(差值样本均数为 $\bar{D}$,标准差为 S_d),从而将配对样本 t 检验问题转化为单样本 t 检验,检验原假设 H_0变为差值样本的总体均数为0($\mu_d=\mu_1-\mu_2=0$)。

配对样本 t 检验的统计量 $t=\dfrac{\bar{D}-\mu_d}{S_d/\sqrt{n}}\sim t(n-1)$ 。

(3) 应用条件:两个样本数据资料类型为数值型,且两个样本所在总体服从正态分布;两个样本所在总体的方差未知;两个样本为配对样本。

(三) 两独立(成组)样本 t 检验

(1) 两独立样本 t 检验:旨在通过两个独立样本数据检验两总体均值之间的差异是否具有统计学意义。

(2) 两独立样本 t 检验的原假设 H_0:两总体均值相等($\mu_1=\mu_2$)或两总体均值之差为0($\mu_1-\mu_2=0$)。

两独立样本 t 检验分两步进行:

1) 检验两总体方差的齐性($\sigma_1^2=\sigma_2^2$)。

SPSS 利用 F 检验(Levene F)方法检验两总体方差的一致性。

2) 根据两总体方差是否齐性,决定检验统计量 t 和自由度 γ 的选择。

若两总体方差齐性,则统计量为:

$$t=\frac{(\bar{X}_1-\bar{X}_2)-(\mu_1-\mu_2)}{S_\omega\sqrt{\dfrac{1}{n_1}+\dfrac{1}{n_2}}}\sim t(n_1+n_2-2),\quad S_\omega^2=\frac{(n_1-1)S_1^2+(n_2-1)S_2^2}{n_1+n_2-2}$$

若两总体方差不齐,则统计量为

$$t'=\frac{(\bar{X}_1-\bar{X}_2)-(\mu_1-\mu_2)}{\sqrt{\dfrac{S_1^2}{n_1}+\dfrac{S_2^2}{n_2}}}\sim t(\gamma),\gamma=(n_1+n_2-2)\left(\frac{1}{2}+\frac{S_1^2\cdot S_2^2}{S_1^4+S_2^4}\right)$$

(3) 应用条件:两个样本数据资料类型为数值型,且两总体服从正态分布;两个样本所在总体的方差未知;两个样本为独立样本。

二、实验目的

(一) 学习目标

理解单样本 t 检验、配对样本 t 检验及两独立样本 t 检验的基本原理和应用条件,掌握其 SPSS 的操作实现和结果解读。

（二）知识能力要求

通过对单样本 t 检验、配对样本 t 检验及两独立样本 t 检验的练习，提高学生利用 SPSS 的总体均值比较的 t 检验进行参数假设检验的能力。

三、实验内容与安排

（一）实验内容

（1）单样本 t 检验的 SPSS 操作实现及结果解读与分析。
（2）配对样本 t 检验的 SPSS 操作实现及结果解读与分析。
（3）两独立样本 t 检验的 SPSS 操作实现及结果解读与分析。

（二）内容安排

（1）带教老师引导学生回顾讨论常用的参数检验方法以及 t 检验的类型。

（2）带教老师按【实例 1.4】【实例 1.5】的［操作步骤］现场操作演示 SPSS 操作实现；按［主要结果与分析］对实例的结果作出解读与分析。

（3）学生对实验相关材料给出的【实验案例 1.3】【实验案例 1.4】在带教老师指导下，按案例要求进行现场操作实现，并对结果进行解读与分析。

（4）带教老师按【实例 1.6】的［操作步骤］现场操作演示 SPSS 操作实现；按［主要结果与分析］对实例的结果作出解读与分析。

（5）学生对实验相关材料给出的【实验案例 1.5】在带教老师指导下，按案例要求进行现场操作实现，并对结果进行解读与分析。

四、实验结果与评价

（1）带教老师根据学生操作过程中出现的问题、重点及难点等对本次实验操作作出总结与评价。

（2）学生根据对实验案例的操作，以及老师对实验操作的总结与评价，进行总结分析，按［实验目的］［操作步骤］及［主要结果与分析］三个环节，对【实验案例 1.5】写出实验报告。

五、实验相关资料

【实例 1.4】 某心理学家认为，一般汽车司机的视反应时平均 175ms。有人随机抽取 15 名汽车司机作为研究样本进行了测定，结果分别为 181、177、197、243、209、156、154、141、170、172、166、190、169、194、193。假定人的视反应时近似服从正态分布，能否根据测试结果否定该心理学家的结论？

［操作步骤］

变量基本要求：一个（或多个）检验变量，变量类型为数值型；一个已知的总体均值（常数）。

本例定义一个数值型变量“视反应时”，将所有数据录入；已知的总体均值为 175。

菜单操作:主菜单“分析(Analyze)”→“比较均值(Compare Means)”→“单样本 T 检验(One-sample T test)”,出现单样本 t 检验界面。

界面参数设置:选择变量“视反应时”进入“检验变量(Test Variables)”框;将常数 175 输入“检验值(Test Value)”框,其他按默认,点击“确定(OK)”。界面如图 1-10 所示。

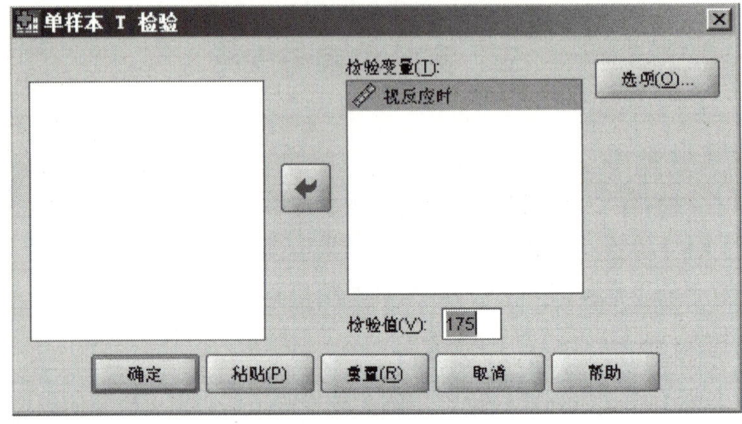

图 1-10　单样本 t 检验界面

[主要结果与分析]

表 1-10　单样本统计量表

	N	均值	标准差	均值的标准误
视反应时	15	180.80	25.098	6.480

表 1-11　单样本 t 检验结果

	检验值 = 175					
	t	df	Sig.(双侧)	均值差值	差分的 95% 置信区间	
					下限	上限
视反应时	.895	14	.386	5.800	-8.10	19.70

由表 1-10 可以看出,15 名被试的视反应时均值为 180.80,标准差为 25.098。

由表 1-11 可以看出,单样本 t 检验中,统计量 t 值为 0.895,其伴随概率 P 值(即 Sig 值)为 0.386,远大于检验水准 0.05;而总体均值差值的 95% 置信区间为(-8.10,19.70),总体均值差的置信区间包括了 0,说明视反应时的总体均值与 175ms 差异无统计学意义。因此,本次测试结果尚无充分理由否认该心理学家的结论。

【实例 1.5】　对 9 名被试进行两种夹角(15°,30°)的缪勒-莱尔错觉实验。结果如表 1-12所示,问两种夹角的情况下,错觉量是否有差异?

表 1-12　缪勒-莱尔错觉实验数据

被试	1	2	3	4	5	6	7	8	9
15°	14.7	18.9	17.2	15.4	15.3	13.9	20.0	16.2	15.3
30°	10.6	15.1	16.2	11.2	12.0	14.7	18.1	13.8	10.9

[操作步骤]

变量基本要求:一对(或多对)检验变量,变量类型为数值型。两样本数据分别为两个配对变量的取值。

本例定义两个配对变量“十五度错觉量”和“三十度错觉量”,两组数据分别录入两个配对变量。

菜单操作:主菜单“分析(Analyze)”→“比较均值(Compare Means)”→“配对样本 T 检验(Paired-Samples T test)”,出现配对样本 *t* 检验界面。

界面参数设置:选择配对变量“十五度错觉量”和“三十度错觉量”进入“成对变量(Paired Variables)”框的“Variable1”和“Variable2”;其他按默认,点击“确定(OK)”。界面如图 1-11 所示。

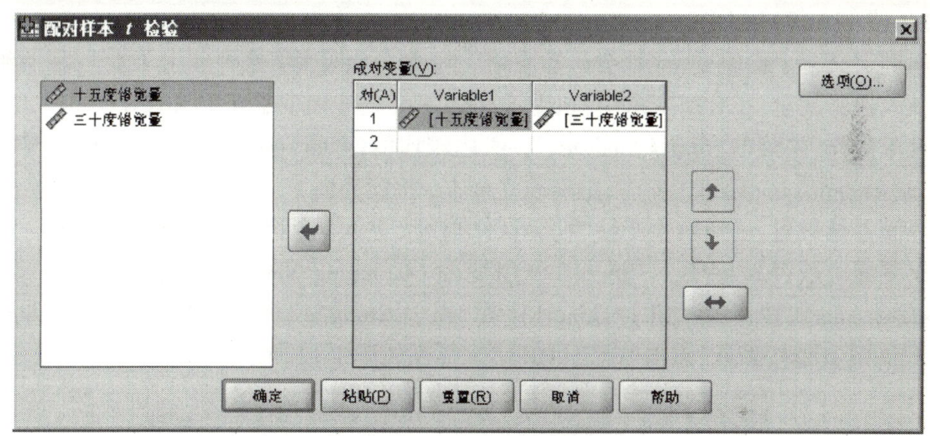

图 1-11　配对样本 *t* 检验界面

[主要结果与分析]

表 1-13　配对样本统计量表

		均值	N	标准差	均值的标准误
对 1	十五度错觉量	16. 322	9	2. 0123	. 6708
	三十度错觉量	13. 622	9	2. 6248	. 8749

由表 1-13 可以看出,“十五度错觉量”的样本均数大于“三十度错觉量”的样本均数。

表 1-14　配对样本相关性检验表

		N	相关系数	Sig.
对 1	十五度错觉量 & 三十度错觉量	9	. 745	. 021

由表 1-14 结果显示,两组样本相关系数为 0. 745,*P* 值为 0. 021,小于检验水准 0. 05,说明相关性有统计学意义,且相关程度也较高,适合做配对检验。

表 1-15　配对样本 *t* 检验结果

		成对差值					t	df	Sig.(双侧)
		均值	标准差	均值的标准误	差值的 95% 置信区间				
					下限	上限			
对 1	十五度错觉量-三十度错觉量	2. 7000	1. 7514	. 5838	1. 3537	4. 0463	4. 625	8	. 002

表 1-15 给出检验结果,统计量值 $t=4.625$,其伴随概率值 $P=0.002$,远小于检验水准 0.05;同时,总体差值的 95% 置信区间为(1.3537,4.0463),置信区间不包含 0 值,说明两者差异有统计学意义。因此可以认为两种夹角情况下,缪勒-莱尔错觉量有差异。

【实例 1.6】 为了比较独生子女与非独生子女在社会性方面的差异,随机抽取独生子女 7 人,非独生子女 10 人,进行社会认知测验。独生子女成绩分别为 32、32、29、17、25、18、20,非独生子女成绩分别为 33、37、33、23、24、22、18、29、16、39,问独生子女与非独生子女社会认知能力是否存在差异?

[**操作步骤**]

变量基本要求:一个(或多个)检验变量,变量类型为数值型;一个分组变量,变量类型是数值型或字符型。两样本数据全部是检验变量的取值,两样本的组别通过分组变量取值(如 0,1 或 1,2 等)区分。

本例定义一个检验变量"社会认知成绩",一个分组变量"是否独生子女";将两组成绩全部录入检验变量,在分组变量中,独生子女组录入 1,非独生子女组录入 0。

菜单操作:主菜单"分析(Analyze)"→"比较均值(Compare means)"→"独立样本 T 检验(Independent-samples T test)",出现独立样本 t 检验界面。

界面参数设置:选择检验变量"社会认知成绩"进入"检验变量(Test Variables)"框;选择分组变量"是否独生子女"进入"分组变量(Grouping Variable)"框,并点击"定义组(Define Groups)"按钮,在"组 1(Group1)"和"组 2(Group2)"框中分别输入分组变量的两个取值 1 和 0;其他按默认,点击"确定(OK)"。界面如图 1-12 所示。

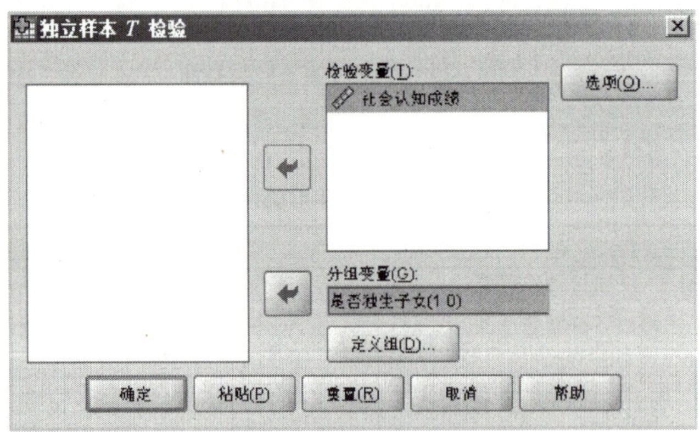

图 1-12 独立样本 t 检验界面

[**主要结果与分析**]

表 1-16 独立样本统计量表

	独生子女否	N	均值	标准差	均值的标准误
社会认知成绩	是	7	24.71	6.473	2.447
	否	10	27.40	7.961	2.517

由表 1-16 可以看出,独生子女较非独生子女的样本测验的社会认知平均得分要低,但这个差异是否具有统计学意义,需要查看 t 检验结果。

表 1-17 独立样本 t 检验表

		方差齐性的 Levene 检验		总体均值相等的 t 检验						
		F	Sig.	t	df	Sig.（双侧）	均值差值	标准误差值	差值的 95% 置信区间 下限	上限
社会认知成绩	方差相等	.729	.407	-.736	15	.473	-2.686	3.648	-10.467	5.089
	方差不等			-.765	14.554	.456	-2.686	3.511	-10.188	4.817

表 1-17 包括两种检验结果：一是两总体方差的齐性的 Levene 检验，检验统计量值 $F=0.729$，其伴随概率值 $P=0.407$，P 值远大于检验水准 0.05，说明两总体方差是齐性的；二是两总体均值是否相等的 t 检验，分为"方差相等"和"方差不等"两行数据结果，这两行数据的选择要依据 Levene 检验结果，本例经检验是方差齐性的，所以应选择"方差相等"行的结果，即检验统计量值 $t=-0.736$，伴随概率值 $P=0.473$，P 值远大于检验水准 0.05；同时，差值的 95% 置信区间为（-10.461，5.089），置信区间包含 0 值，说明两者差异无统计学意义。因此，尚不能认为独生子女与非独生子女在总体上的社会认知能力方面有差异。

【实验案例 1.3】 一位研究者拟编制抑郁测评问卷，并对相当数量的正常人进行了测量，得到均值为 55，且分数分布呈正态。测验中，高分表示抑郁程度高。为考察测验是否对抑郁个体有足够的敏感性，随机抽取一个抑郁症患者样本进行测试，得到数据如下：59、60、79、78、85、60、67、90、83、88、74、71、86、65。问患者与正常人在这一测验上的得分是否有差异？（$\alpha=0.01$）

【实验案例 1.4】 为研究某药物是否能够改善大鼠的学习和记忆，研究者进行莫里斯水迷宫实验。将 24 只大鼠依据年龄进行匹配，一组接受该药物，另一组接受安慰剂，获得其逃避潜伏期的均值如表 1-18 所示。

表 1-18 逃避潜伏期的均值结果

实验组	37	33	19	28	18	25	33	24	19	26	22	34
控制组	35	27	40	45	37	45	35	35	30	54	53	53

问该药物是否能够改善大鼠的学习和记忆？（$\alpha=0.05$）

【实验案例 1.5】 甲乙两厂生产同一种药物，现从其产品中抽取若干样品测定有效成分含量，结果如表 1-19 所示。

表 1-19 有效成分含量结果

甲厂	0.51	0.49	0.52	0.55	0.48	0.47	
乙厂	0.56	0.58	0.52	0.59	0.49	0.57	0.54

试检验甲乙两厂药物的有效成分含量是否有差异？（$\alpha=0.05$）

（崔庆霞）

实验四　数据资料的单因素方差分析

一、核心知识点

（1）单因素方差分析：是分析完全随机设计的多个独立样本总体均数差异是否有统计学意义的一种参数检验方法。

（2）单因素方差分析的基本原理：是将全部观察值间总变异（总离均差平方和 SS）分解成组间变异和组内变异，即 $SS_{总}=SS_{组间}+SS_{组内}$，总的自由度 ν 也相应分解成组间自由度和组内自由度，即 $\nu_{总}=\nu_{组间}+\nu_{组内}$；组间变异主要体现随机误差和处理因素的作用，组内变异主要表示随机误差的影响；然后由式 $MS=SS/\nu$ 分别算出各部分的均方，最终求出 $F=\dfrac{MS_{组间}}{MS_{组内}}$ 值，判断处理因素在各组间差异的一种单因素统计分析方法。

（3）应用条件：各组样本随机独立；各组样本数皆为数值型，且各组样本总体服从或近似服从正态分布；各组样本的总体方差齐性。

二、实 验 目 的

（一）学习目标

理解单因素方差分析的基本原理及应用条件，掌握其 SPSS 操作实现和结果解读与分析。

（二）知识能力要求

通过对单因素方差分析的练习，提高学生利用 SPSS 单因素方差分析对数据进行统计分析的能力。

三、实验内容与安排

（一）实验内容

（1）单因素方差分析的 SPSS 操作实现。

（2）单因素方差分析的结果解读与分析。

（二）内容安排

（1）带教老师引导学生回顾讨论单因素方差分析解决的问题及应用条件。

（2）带教老师按【实例 1.7】的［操作步骤］现场操作演示 SPSS 操作实现；按［主要结果与分析］对实例的结果作出解读与分析。

（3）学生对实验相关材料给出的【实验案例 1.6】在带教老师指导下，按案例要求进行现场操作实现，并对结果进行解读与分析。

四、实验结果与评价

（1）带教老师根据学生操作过程中出现的问题、重点及难点等对本次实验操作作出总结与评价。

（2）学生根据对实验案例的操作，以及老师对实验操作的总结与评价，进行总结分析，按［实验目的］［操作步骤］及［主要结果与分析］三个环节，对【实验案例 1.6】写出实验报告。

五、实验相关资料

【实例 1.7】 某医生为研究一种降糖新药的疗效，以统一的标准选择了 34 名Ⅱ型糖尿病患者，按完全随机设计方案将患者分为三组进行双盲临床试验。其中，降糖新药高剂量组 12 人、低剂量组 12 人、对照组 10 人。对照组服用公认的降糖药物，治疗 4 周后测得其餐后 2h 血糖的下降值（mmol/L），结果如表 1-20 所示。问治疗 4 周后，三组餐后 2h 血糖下降值的总体平均水平是否不同？

表 1-20　糖尿病患者治疗 4 周餐后 2h 血糖的下降值　（单位：mmol/L）

高剂量组	低剂量组	对照组	高剂量组	低剂量组	对照组
5.6	0.6	2.4	16.3	2	2.7
9.5	5.7	0.9	11.8	5.6	6.9
6	12.8	7	14.6	7	1.5
8.7	4.1	3.9	4.9	7.9	3.8
9.2	1.8	1.6	8.1	4.3	
5	0.1	6.4	3.8	6.4	

［操作步骤］

变量基本要求：一个因变量，类型为连续性的数值型，一个分组变量（处理因素），类型为数值型。各样本数据都是因变量取值，分组变量取值是各样本数据对应处理组的编号（如 1，2，3…）。

本例中定义一个因变量“血糖下降值”，一个分组变量“组别”，并设置“值（Value）”为“1＝高剂量组，2＝低剂量组，3＝对照组”，将所有各组数据都录入因变量，数据对应的组别值 1，2，3 录入分组变量。

菜单操作：主菜单“分析（Analyze）”→“比较均数（Compare Means）”→“单因素 ANOVA（One-Way ANOVA）”，出现单因素分析界面。

界面参数设置：选因变量“血糖下降值”到“因变量列表（Dependent List）”框；将分组变量“组别”选至“因子（Factor）”框。界面如图 1-13 所示。

单击“选项（Options）”按钮，打开“单变量 ANOVA：选项（One-Way ANOVA：Options）”对话框，勾选“方差同质性检验（Homogeneity of variance test）”，点击“继续（Continue）”；

单击“两两比较（Post Hoc）”按钮，打开两两比较对话框；本例中关注前两组与最后一组对照组的比较，故勾选“Dunneet”选项，并在其下“对照分类（Control Category）”选择“最后一个（Last）”后点击“继续（Continue）”。若需要三组间两两比较，也可以勾选“LSD”选项或“S-N-K”选项；设置完后点击“继续（Continue）”；回到主对话框，点击“确定（OK）”。

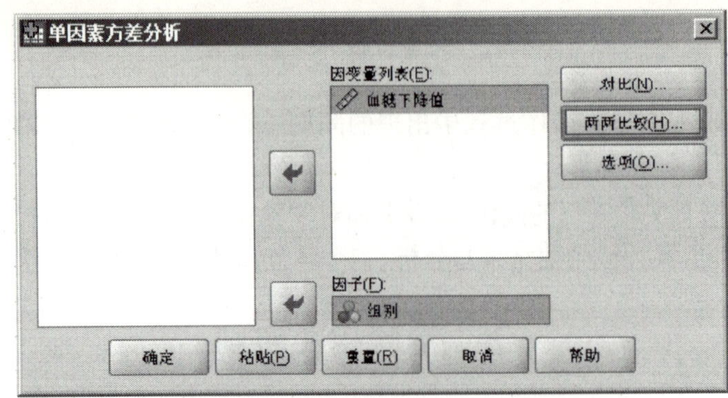

图 1-13　单因素方差分析主界面

[主要结果与分析]

表 1-21　方差齐性检验

血糖下降值 Y

Levene 统计量	df1	df2	显著性
.959	2	30	.405

由表 1-21 方差齐性检验结果显示,统计量值为 0.959,伴随概率 P 值为 0.394>0.05,差异无统计学意义,表明三组总体方差满足齐性条件。

表 1-22　方差分析表

血糖下降值 Y

	平方和	df	均方	F	显著性
组间	150.004	2	75.002	6.452	.005
组内	360.381	31	11.625		
总数	510.385	33			

表 1-22 单因素方差分析结果显示,三组间的总体均数比较的 F 检验统计量为 6.452,P=0.005<0.05,说明三者总体均数差异有统计学意义,所以可以认为三组间总体均数不全相等。若需要了解两处理组与对照组间是否均有差别,尚需进行两两比较。

表 1-23　两组与对照组间两两比较表

血糖下降值 Y

Dunnett t(双侧)[a]

(I) 组别	(J) 组别	均值差 (I-J)	标准误	显著性	95% 置信区间	
					下限	上限
高剂量组	对照组	4.91500*	1.45989	.004	1.5418	8.2882
低剂量组	对照组	1.14833	1.45989	.644	-2.2249	4.5216

a. Dunnett t 检验将一个组视为一个控制组,并将其与所有其他组进行比较

*. 均值差的显著性水平为 0.05

表 1-23 表显示，高剂量组和对照组总体均数检验的 $P=0.004<0.05$，两者间差异有统计学意义，且高剂量组与对照组的均值差为 4.915，可认为高剂量组血糖下降值高于对照组；低剂量组和对照组总体均数检验的 $P=0.644>0.05$，两者间差异无统计学意义，尚不能认为低剂量组与对照组血糖下降值有差别。

【实验案例 1.6】 为了分析三个班学生高等数学成绩有无差别，分别从三个班级中随机抽取 10 名同学，其高等数学成绩如表 1-24 所示，问三个班级同学的成绩有无差别？（$\alpha=0.05$）

表 1-24　三个班级高等数学成绩

1 班	86	85	84	75	74	75	76	84	85	75
2 班	95	85	71	76	69	94	85	75	72	79
3 班	86	94	89	69	87	89	84	85	95	92

（崔庆霞）

实验五　数据资料的非参数假设检验

一、核心知识点

（一）两独立样本的秩和检验

（1）两独立样本非参数检验：是在对总体分布未知的情况下，通过样本数据检验两独立样本的对应总体分布或分布位置差异是否有统计学意义（或两样本是否来自同一总体）。

（2）秩和检验的原假设 H_0：两组独立样本来自的两总体分布相同。

秩和检验的统计量为 $U=\min(U_1,U_2)$

其中，$U_1=n_1n_2+\dfrac{n_1(n_1+1)}{2}-R_1$　$U_2=n_1n_2+\dfrac{n_2(n_2+1)}{2}-R_2$

n_1、n_2 分别为两样本的容量，R_1、R_2 分别为两样本的秩和。

（3）在 SPSS 软件给出的检验结果表中，当小样本时，统计量以“Mann-Whitney U”给出，伴随概率 P 值以“精确显著性（Exact Sig.）”给出；当大样本时，统计量以“Z”给出，伴随概率 P 值以“渐近显著性（Asymp. Sig.）”给出。

（二）两相关样本的符号秩检验

（1）两相关样本（一般指配对样本）的非参数检验：是在总体分布不了解情况下，通过样本数据检验两个相关样本的对应总体分布或分布位置差异是否有统计学意义。

（2）符号秩检验的原假设 H_0：两相关样本来自的两总体分布相同。

符号秩检验的统计量为 $W=\min(W^+,W^-)$

其中 W^+ 和 W^- 为两相关样本的差值样本的正秩和与负秩和的绝对值。

（3）在 SPSS 软件给出的检验结果表中，统计量以“Z”给出，伴随概率 P 值以“渐近显著性（Asymp. Sig.）”给出。

（三）双向无序列联表的卡方检验

（1）双向无序列联表检验：主要有列联表行、列属性的独立性检验，也可用于两个（或多个）独立样本率、两个（或多个）相关样本率及两组（或多组）构成比的差异比较检验。其检验方法一般采用列联表的 K. Pearson 卡方检验。

（2）双向无序列联表 K. Pearson 卡方检验的原假设 H_0：各样本对应总体的总体率（构成比）相等（$\pi_1=\pi_2=\cdots=\pi_k$）或列联表的行列属性独立。

双向无序列联表 K. Pearson 卡方检验的统计量为：

$$\chi^2=\sum_{i=1}^{r}\sum_{j=1}^{c}\frac{(o_{ij}-e_{ij})^2}{e_{ij}}\sim\chi^2[(r-1)(c-1)]$$

其中 o_{ij}、e_{ij}分别为列联表的第 i 行第 j 列的实际频数和理论频数，r、c 分别为行列属性的分类数目，即列联表的行、列数。

（3）值得注意的是该方法在应用中，当样本量大于等于 40，且理论频数大于等于 1 且小于 5 时，需要用校正的卡方统计量；当样本量小于 40 或理论频数小于 1 时，需要用 Fisher 精确检验法。

二、实 验 目 的

（一）学习目标

理解两独立样本秩和检验、两相关样本的符号秩检验及双向无序列联表的卡方检验的基本原理和适用条件，掌握 SPSS 软件的操作实现和结果解读。

（二）知识能力要求

通过对两独立样本秩和检验、两相关样本的符号秩检验及双向无序列联表的卡方检验的操作练习，提高学生利用 SPSS 的这些方法对数据进行统计分析的能力。

三、实验内容与安排

（一）实验内容

（1）两独立样本秩和检验的 SPSS 操作实现及结果解读与分析。

（2）两相关样本的符号秩检验的 SPSS 操作实现及结果解读与分析。

（3）双向无序列联表的卡方检验的 SPSS 操作实现及结果解读与分析。

（二）内容安排

（1）带教老师引导学生回顾讨论常用的非参数检验方法及适应对象。

（2）带教老师按【实例 1.8】【实例 1.9】的[操作步骤]现场操作演示 SPSS 操作实现；按[主要结果与分析]对实例的结果作出解读与分析。

（3）学生对实验相关材料给出的【实验案例 1.7】【实验案例 1.8】在带教老师指导下，按案例要求进行现场操作实现，并对结果进行解读与分析。

（4）带教老师按【实例 1.10】的[操作步骤]现场操作演示 SPSS 操作实现；按[主要结果与分析]对实例的结果作出解读与分析。

（5）学生对实验相关材料给出的【实验案例 1.9】在带教老师指导下，按案例要求进行现场操作实现，并对结果进行解读与分析。

四、实验结果与评价

(1) 带教老师根据学生操作过程中出现的问题、重点及难点等对本次实验操作作出总结与评价。

(2) 学生根据对实验案例的操作,以及老师对实验操作的总结与评价,进行总结分析,按[实验目的][操作步骤]及[主要结果与分析]三个环节,对【实验案例 1.7】写出实验报告。

五、实验相关资料

【实例 1.8】 测量铅作业与非铅作业工人的血铅值(单位:μmol/l),结果如表 1-25 所示。

表 1-25　两种作业组工人血铅值数据

铅作业	0.82	0.87	0.97	1.21	1.64	2.08	2.13			
非铅作业	0.24	0.24	0.29	0.33	0.44	0.58	0.63	0.72	0.87	1.01

试检验铅作业与非铅作业工人的血铅值是否有差异?

[操作步骤]

变量基本要求:一个(或多个)检验变量,变量类型为数值型;一个分组变量,变量类型为数值型。两样本数据全部为检验变量取值,两样本的组别通过分组变量值(如 0,1 或 1,2 等)区分。

本例定义一个检验变量"血铅值",一个分组变量"是否铅作业者";将两组血铅值数据全部录入检验变量,在分组变量中,铅作业者组录入 1,非铅作业者组录入 0。

菜单操作:主菜单"分析(Analyze)"→"非参数检验(Nonparametric Tests)"→"两独立样本(2 Independent Samples)",出现两独立样本检验界面。

界面参数设置:选择检验变量"血铅值"进入"检验变量列表(Test Variables List)"框;选择分组变量"是否铅作业者"进入"分组变量(Grouping Variable)"框,并点击"定义组(Define Groups)"按钮,在"组 1(Group1)"和"组 2(Group2)"框中分别输入分组变量的两个取值 1 和 0。其他按默认,点击"确定(OK)"。界面如图 1-14 所示。

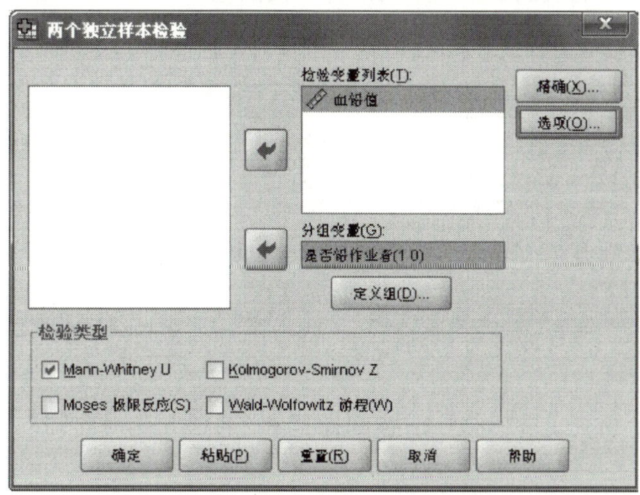

图 1-14　两个独立样本检验界面

[主要结果与分析]

表 1-26　两组秩均值结果

秩

	是否铅作业者	N	秩均值	秩和
血铅值	否	10	5.95	59.50
	是	7	13.36	93.50
	总数	17		

由表 1-26 可见，铅作业与非铅作业两组工人血铅值的平均秩分别为 13.36 和 5.95，显然铅作业组血铅值的平均秩较高。

表 1-27　秩和检验结果

检验统计量[b]

	血铅值
Mann-Whitney U	4.500
Wilcoxon W	59.500
Z	-2.980
渐近显著性(双侧)	.003
精确显著性[2*(单侧显著性)]	.001[a]

a. 没有对结进行修正

b. 分组变量：是否铅作业者

由表 1-27 可见，小样本时的统计量值 Mann-Whitney U 为 4.5，对应伴随概率 P 值为 0.001，大样本时统计量值 Z 为-2.98，对应伴随概率 P 值为 0.003。本例为小样本，应取前者，其 P 值为 0.001，远小于检验水准 0.05，说明铅作业工人和非铅作业工人血铅值之间的差异有统计学意义，所以可以认为铅作业与非铅作业工人的血铅值有差异。

【实例 1.9】 11 名受试者分别服用两种不同剂型的药物，测得血药浓度达峰时间(g/ml)(经检验不服从正态分布)，如表 1-28 所示。

表 1-28　两种剂型药物浓度数据

剂型 A/(g/ml)	2.5	3.0	1.25	1.75	3.5	2.5	1.75	2.25	3.5	2.5	2.0
剂型 B/(g/ml)	3.5	4.0	2.5	2.0	3.5	4.0	1.5	2.5	3.0	3.0	3.5

试检验两种剂型血药浓度的达峰时间是否具有相同的分布？

[操作步骤]

变量基本要求：一对(或多对)检验变量，变量类型为数值型；两样本数据分别为两个相关变量的取值。

本例定义两个相关变量"剂型 A 达峰时间"和"剂型 B 达峰时间"，两组数据分别录入两个相关变量。

菜单操作：主菜单"分析(Analyze)"→"非参数检验(Nonparametric Tests)"→"2 个相关

样本(Two Related-samples Tests)”,出现两关联样本检验界面。

界面参数设置:选择相关变量“剂型 A 达峰时间”和“剂型 B 达峰时间”进入“检验对(Test Pair)”框的“Variable1”和“Variable2”;点击“选项(Options)”按钮,在“统计量(Statistics)”区域,选“描述性(Descriptive)”;其他按默认,点击“确定(OK)”。界面如图 1-15 所示。

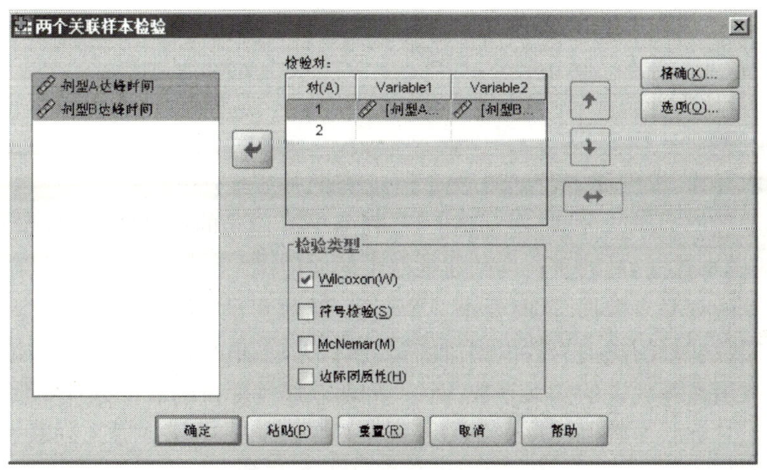

图 1-15　两关联样本检验界面

[主要结果与分析]

表 1-29　各组统计量结果

描述性统计量

	N	均值	标准差	极小值	极大值
剂型 A 达峰时间	11	2.4091	0.71827	1.25	3.50
剂型 B 达峰时间	11	3.0000	0.80623	1.50	4.00

由表 1-29 可见,剂型 A 达峰时间的均值为 2.4091,标准差为 0.71827,剂型 B 达峰时间的均值为 3.0,标准差为 0.80623。

表 1-30　符号秩检验结果

检验统计量[b]

	剂型 B 达峰时间-剂型 A 达峰时间
Z	-2.150[a]
渐近显著性(双侧)	.032

a. 基于负秩

b. Wilcoxon 带符号秩检验

由表 1-30 可见,两者差的统计量值 Z=-2.150,伴随概率 P 值为 0.032,小于检验水准 0.05,说明两种剂型血药浓度的达峰时间分布差异有统计学意义,所以可以认为两种剂型血药浓度的达峰时间不具有相同的分布。

【实例 1.10】　研究观察鼻咽癌患者与健康人的血型构成,试判断患鼻咽癌是否与血型有关。数据如表 1-31 所示。

表 1-31　患病与血型情况

类型	血型				合计
	A	B	AB	O	
鼻咽癌	64	86	130	20	300
健康人	125	138	210	26	499
合计	189	224	340	46	799

[操作步骤]

变量基本要求:根据样本数据的形式不同,有两种方式:

(1) 样本数据为原始数据,这时要求行、列两个待检验的属性变量,变量类型为数值型或字符型;两样本数据分别为行、列两属性变量的取值。

(2) 汇总的列联表数据,这时要求三个变量:频数变量、频数所在的行变量及频数所在的列变量。频数变量的类型为数值型,且需要加权处理;其他两个变量为数值型或字符型。频数变量的取值是列联表的交叉频数,而行、列两个属性变量的取值是各频数对应行和列。

本例为汇总列联表数据,定义三个变量:频数变量"交叉频数"录入列联表的所有频数;行变量"人群类别"和列变量"血型类别"分别录入各频数对应行和列。数据录入如图 1-16 所示。

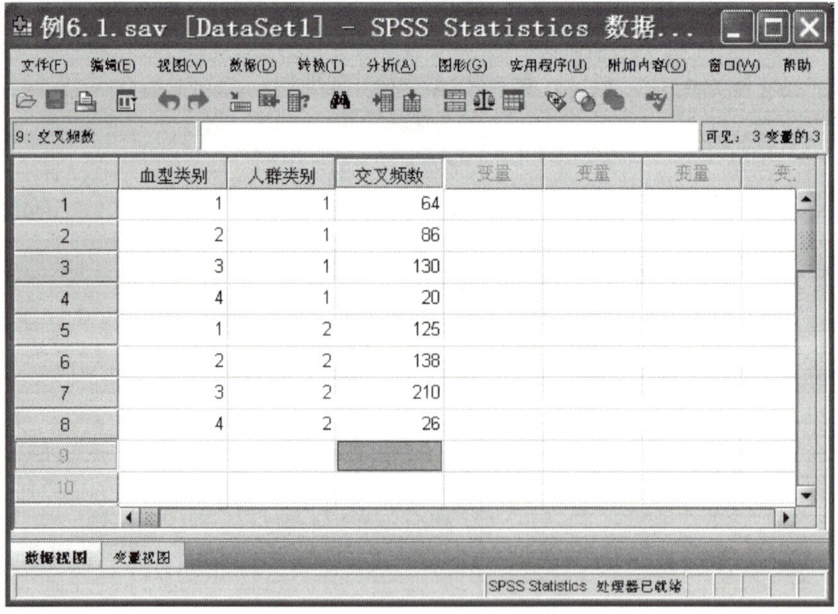

图 1-16　例 1.11 数据录入格式

菜单操作:

(1) 变量加权:主菜单"数据(Data)"→"加权个案(Weight Cases)",将频数变量"交叉频数"选入"频率变量(Frequency Variable)"框,点击"确定(OK)"按钮。

(2) 双向无序列联表的 K. Pearson 卡方检验:主菜单"分析(Analyze)"→"描述统计(Descriptive Statistics)"→"交叉表(Crosstabs)",出现交叉列联表界面。

界面参数设置:选择行变量“人群类别”进入“行(Row)”框,列变量“血型类别”进入“列(Column)”框(注意:加权的频数变量“交叉频数”不需要选择);点击“统计量(Statistics)”按钮,选“卡方(Chi-Square)”,“名义”区域,选“相依系数(Contingency Coefficient)”,其他按默认,点击“确定(OK)”。界面如图 1-17 所示。

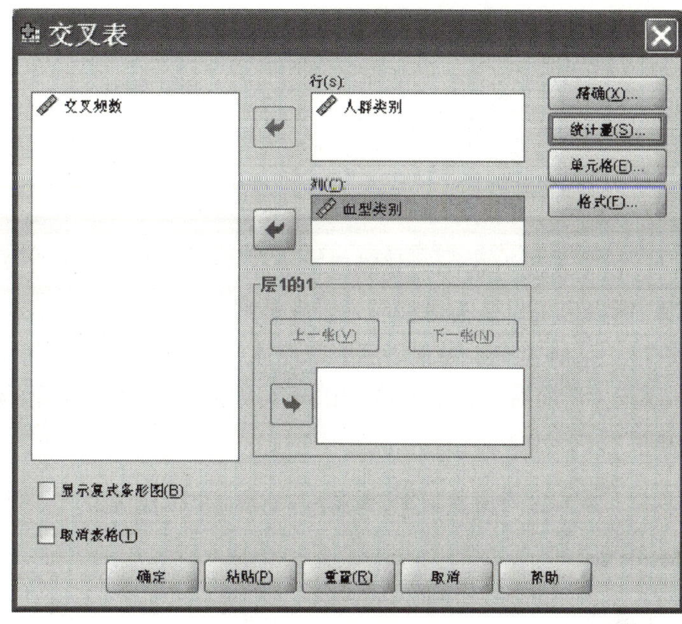

图 1-17 交叉列联表界面

[主要结果与分析]

表 1-32 汇总交叉列联表

计数 人群类别 * 血型类别 交叉制表

		血型类别				合计
		1	2	3	4	
人群类别	1	64	86	130	20	300
	2	125	138	210	26	499
合计		189	224	340	46	799

表 1-32 是 SPSS 软件系统自动汇总得到的交叉列联表,当样本数据为原始数据时非常有用。

表 1-33 列联表皮尔逊卡方检验

	值	df	渐进 Sig(双侧)
皮尔逊卡方	1.921[a]	3	.589
似然比	1.924	3	.588
线性和线性组合	1.452	1	.228
有效案例中的 N	799		

a. 0 单元格(0.0%)的期望计数小于 5,最小期望计数为 17.27

由表 1-33 可见,统计量值$\chi^2=1.921$,伴随概率 P 值为 0.589,远大于检验水准 0.05,说明鼻咽癌患者与健康人的血型相关是无统计学意义的,所以可认为血型与是否患鼻咽癌无关。

表 1-34 相关系数及其检验

对称度量

	值	近似值 Sig.
按标量标定相依系数	.049	.589
有效案例中的 N	799	

由表 1-34 可见,相关系数为 0.049,伴随概率 P 值为 0.589,说明相关程度很低,且相关系数无统计学意义,所以也可以认为血型与是否患鼻咽癌无关。

【实验案例 1.7】 某研究中心为观察溶脲脲原体(UC)感染对家兔精子质量的影响,分别测定 10 只兔子感染 UU 前后的精子密度(10^9/L),如表 1-35 所示,试分析溶脲脲原体是否影响家兔精子密度?($\alpha=0.05$)

表 1-35 UU 感染前后家兔精子密度(10^9/L)的变化

编号	1	2	3	4	5	6	7	8	9	10
感染前	336	371	386	364	377	292	288	304	333	302
感染后	258	291	300	285	298	303	312	260	339	290

【实验案例 1.8】 比较甲、乙两种香烟中的尼古丁含量(单位:mg),对甲种香烟做了 10 次测定,对乙种香烟做了 9 次测定,数据如表 1-36 所示,请比较两种香烟的尼古丁含量是否有差异?($\alpha=0.05$)

表 1-36 甲、乙两种香烟的尼古丁含量情况

甲种香烟	25	28	23	26	29	23	25	27	24	22
乙种香烟	28	29	31	33	32	29	30	37	26	

【实验案例 1.9】 有 3 种方案治疗急性无黄疸型病毒性肝炎,如表 1-37 所示,请推断三种疗法有效率的差异有没有统计学意义?($\alpha=0.05$)

表 1-37 3 种治疗方案治疗效果

组别	有效	无效
西药组	51	49
中药组	35	45
中西结合	59	15

(李望晨)

实验六　数据资料的相关与回归分析

一、核心知识点

（一）相关分析

相关分析有一个显著的特点是变量不分主次，被置于同等的地位。要搞清以下几个概念：

（1）直线相关：两变量呈线性共同增大，或者呈线性一增一减的情况。

（2）曲线相关：两变量存在相关趋势，但并非线性，而是呈各种可能的曲线趋势。此时如果直接进行直线相关分析，有可能得出无相关性的结论。

（3）正相关与负相关：如果变量 X 增加时变量 Y 也增加，则称为正相关；如果变量 X 增加时变量 Y 减小，则为负相关。

（4）完全相关：两变量的相关程度达到了亲密无间的程度，当得知变量 X 的取值时，就可以准确推算出变量 Y 的取值。又分为完全正相关和完全负相关两种。

当数据为有序变量或者名义变量时，一般不考虑直线、曲线相关的问题，但正、负相关和完全相关这些概念则仍然适用。

（二）计量资料的相关分析

1. Pearson 相关系数　K. Pearson 积差相关系数常用来度量计量数据变量间的线性相关关系，它的数学计算公式为：

$$r = \frac{\sum_{i=1}^{n}(x_i - \bar{x})(y_i - \bar{y})}{\sqrt{\sum_{i=1}^{n}(x_i - \bar{x})^2 \sum_{i=1}^{n}(y_i - \bar{y})^2}}$$

K. Pearson 积差相关系数可以很好地反映两变量线性相关程度的强弱，但不能用于度量两变量之间的非线性关系。

K. Pearson 积差相关系数具有如下特点：（1）r 是一个无单位的量值，且取值范围为 $[-1,1]$；（2）$r>0$ 为正相关，$r<0$ 为负相关；（3）$|r|$ 越接近于 1，说明线性相关性越好，$|r|$ 越接近于 0，说明线性相关性越差。

2. K. Pearson 相关系数的适用条件

（1）K. Pearson 相关系数适用于线性相关的情形，对于曲线相关等更为复杂的情形，K. Pearson 相关系数的大小并不能代表其相关性的强弱。

（2）样本中存在的极端值对 K. Pearson 相关系数的计算影响极大，因此要慎重考虑和处理，必要时可以对其进行剔除，或者加以变量变换，以避免因为一两个数值导致出现错误的结论。需要注意的是，有的时候在分别观察每个变量时极端值并不明显，但是联合观察两个变量时就会凸现出来。

（3）K. Pearson 相关系数要求相应的变量呈双变量正态分布，注意双变量正态分布并非简单的要求 X 变量和 Y 变量各自服从正态分布，而是要求服从一个联合的双变量正态分布。

在以上几条要求中，前两者要求最严，第三条比较宽松，违反时系数的计算结果也是比较稳健的。一般而言，分析者可以使用图形工具来对以上条件加以考察，散点图和直方图是最常用的工具。

另外，如果两定量变量之间不满足 K. Pearson 积差相关系数的适用条件，如不服从正态分布，通常可以用 Spearman 等级相关系数来衡量两变量之间的相关关系。

（三）线性回归模型

1. 一元线性回归模型　指只有一个自变量的线性回归模型，用于揭示因变量与自变量之间的线性关系。

一元线性回归的数学模型为：$y = \beta_0 + \beta_1 x + \varepsilon$

上式表明：因变量 y 的变化可由两个部分解释：第一，由自变量 x 的变化引起的 y 的线性变化部分，即 $y=\beta_0+\beta_1 x$；第二，由其他随机因素引起的 y 的变化部分，即 ε。其中 β_0 为回归常数，β_1 为回归系数，ε 为随机误差。

2. 多元线性回归模型　指含有多个自变量的线性回归模型，用于揭示因变量与其他多个自变量之间的线性关系。

多元线性回归的数学模型为：$y = \beta_0 + \beta_1 x_1 + \cdots + \beta_p x_p + \varepsilon$

上式是一个 p 元线性回归模型，其中有 p 个自变量。它表明因变量 y 的变化可由两个部分解释：第一，由 p 个自变量 x 的变化引起的 y 的线性变化部分，即 $y = \beta_0 + \beta_1 x_1 + \cdots + \beta_p x_p$；第二，由其他随机因素引起的 y 的变化部分，即 ε。其中 β_0 为回归常数，$\beta_1, \cdots, \beta_p$ 为回归系数，ε 为随机误差。

3. 多元线性回归中注意的问题

（1）自变量的筛选问题：多元回归分析中，自变量的筛选方法在 SPSS 中有进入、逐步、删除、向后、向前几种方法，在实际应用中，较常用的是逐步回归法。

（2）变量的多重共线性问题：多重共线性是指一些自变量之间存在较强的线性关系，自变量间高度的多重共线性会给方程带来许多影响。在实际应用中存在多重共线性主要表现在：①模型拟合效果很好，但偏回归系数几乎都无统计学意义；②偏回归系数估计值的方差很大；③偏回归系数估计值不稳定，随着样本含量的增减各偏回归系数发生较大变化，或当一个自变量被引入或剔除时其余变量偏回归系数有很大变化；④偏回归系数估计值的大小和符号与事先期望的不一致或与经验相悖，结果难以解释。

验证自变量间是否存在多重共线性，在 SPSS 中可以通过容忍度、方差膨胀因子、特征根、条件指数等方法进行。消除多重共线性的方法有多种，如剔除某个造成共线性的自变量，重新建立回归方程；逐步回归；主成分分析；岭回归分析；路径分析等。

4. 线性回归模型的应用条件

（1）趋势（linear）：自变量与因变量的关系是线性的，如果不是，则不能采用线性回归来分析。

（2）独立性（independent）：因变量 y 的不同取值相互独立，反映到模型中，实际上就是要求残差间相互独立，不存在自相关。

（3）正态性（normal distribution）：就自变量的任何一个线性组合，因变量 y 均服从正态分布，反映到模型中，实际上就是要求残差服从正态分布。

(4) 方差齐性(equal variance):就自变量的任何一个线性组合,因变量 y 的方差均相同,实质就是要求残差的方差齐性。

二、实 验 目 的

(一) 学习目标

(1) 理解 K. Pearson 积差相关系数特点以及应用对象和条件,掌握其 SPSS 的操作实现和结果解读。

(2) 理解线性回归分析的基本步骤及应用条件,掌握其 SPSS 的操作实现及结果解读与分析。

(二) 知识能力要求

通过对计量资料相关分析及线性回归分析的练习,提高学生利用 SPSS 的这些方法对数据进行统计分析的能力。

三、实验内容与安排

(一) 实验内容

(1) 计量资料相关分析的 SPSS 操作实现及结果解读与分析。

(2) 线性回归分析的 SPSS 操作实现及结果解读与分析。

(二) 内容安排

(1) 带教老师引导学生回顾讨论常用的计量资料相关分析的常用手段:散点图及相关系数。

(2) 带教老师按【实例 1.11】【实例 1.12】的[操作步骤]现场操作演示 SPSS 操作实现;按[主要结果与分析]对实例的结果作出解读与分析。

(3) 学生对实验相关材料给出的【实验案例 1.10】【实验案例 1.11】在带教老师指导下,按案例要求进行现场操作实现,并对结果进行解读与分析。

四、实验结果与评价

(1) 带教老师根据学生操作过程中出现的问题、重点及难点等对本次实验操作作出总结与评价。

(2) 学生根据对实验案例的操作,以及老师对实验操作的总结与评价,进行总结分析,按[实验目的]、[操作步骤]及[主要结果与分析]三个环节,对【实验案例 1.11】写出实验报告。

五、实验相关资料

【实例 1.11】 某研究人员为了研究儿童体重(X)与心脏横径(Y)之间的关系,调查测量了 10 名 8 岁正常男童的体重与心脏横径,结果如表 1-38 所示,试对 X 和 Y 进行相关分析。

表 1-38　10 名 8 岁健康男童体重与心脏横径的测量结果

编号	1	2	3	4	5	6	7	8	9	10
体重(*X*/kg)	25.5	19.5	24.0	20.5	25.0	22.0	21.5	23.5	26.5	23.5
心脏横径(*Y*/cm)	9.2	7.8	9.4	8.6	9.0	8.8	9.0	9.4	9.7	8.8

[操作步骤]

变量基本要求:两个(或多个)检验变量,变量类型为数值型。

本例定义 2 个变量:体重、心脏横径,变量类型为数值型的。分别录入相关数据。

菜单操作:主菜单“分析(Analyze)”→“相关(Correlate)”→“双变量(Bivariate)”,出现双变量相关界面。

界面参数设置:选择变量“体重”、“心脏横径”进入右侧“变量(Variables)”框;相关系数选择“Pearson”,其他按默认,点击“确定(OK)”按钮。界面如图 1-18 所示。

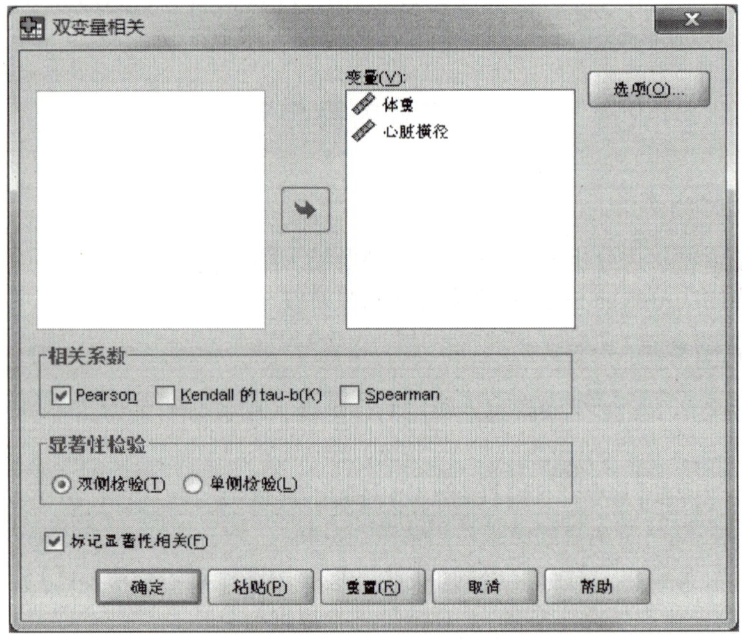

图 1-18　双变量相关界面

[主要结果与分析]

表 1-39　皮尔逊积差相关分析表

		体重/kg	心脏横径/cm
体重	皮尔逊相关性	1	.830**
	显著性(双侧)		.003
	N	10	10
心脏横径	皮尔逊相关性	.830**	1
	显著性(双侧)	.003	
	N	10	10

**. 在 .01 水平(双侧)上显著相关

由表 1-39 可见,“体重”和“心脏横径”的 K. Pearson 相关系数 $r=0.830$,伴随概率 P 值为 0.003,小于检验水准 0.05,说明两者线性相关程度较高,且有统计学意义,从而可以认为儿童体重和心脏横径之间具有较高的线性相关关系。

【实例 1.12】　某地 8 名 14 岁男童身高 x_1(cm),体重 x_2(kg),肺活量 y(L)的实测值数据见表 1-40,试对该地区 14 岁男童肺活量关于身高、体重进行多元线性回归分析。

表 1-40　某地 14 岁男童肺活量、身高、体重数据表

编号	1	2	3	4	5	6	7	8
身高/cm	135.1	163.6	156.2	167.8	145.0	165.5	153.3	154.6
体重/kg	32.0	46.2	37.1	41.5	33.0	49.5	41.0	39.5
肺活量/L	1.75	2.75	2.75	2.75	2.50	3.00	2.75	2.50

[**操作步骤**]

变量基本要求:一个因变量,变量是服从(或近似服从)正态分布的连续型变量;一个(或多个)自变量,变量类型可以是连续型变量,也可以是有序变量或分类变量。

本例定义一个因变量“肺活量”,二个自变量“身高”和“体重”,变量类型皆为数值型的,分别录入相关数据。

菜单操作:主菜单“分析(Analyze)”→“回归(Regression)”→“线性(Linear)”,出现线性回归界面。

界面参数设置:选择因变量“肺活量”进入“因变量(Dependent)”框,选择自变量“身高”、“体重”进入“自变量(Independent)”框,在“自变量(Independent)”下方的“方法(Method)”下拉列表中选用“逐步(Stepwise)”法进行回归。界面如图 1-19 所示。

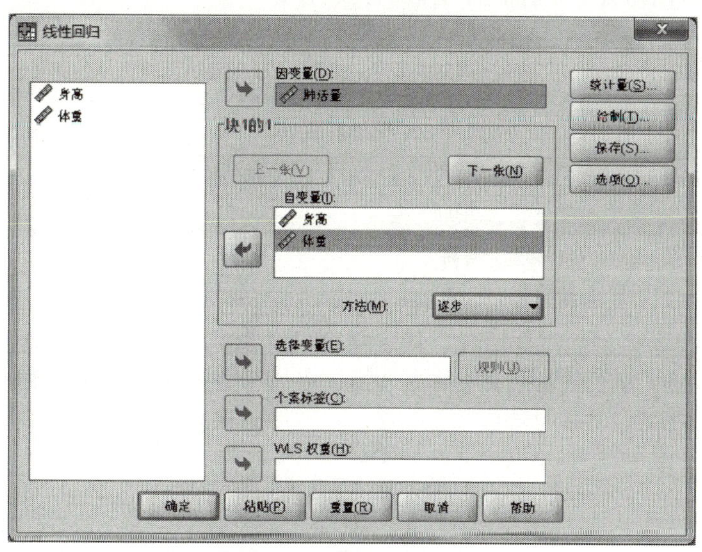

图 1-19　线性回归界面

单击“统计量(Statistics)”按钮,选择“估计(Estimates)”“模型拟合度(Model fit)”“描述性(Descriptives)”选项,单击“继续(Continue)”按钮返回主界面;单击“绘制(Plots)”按钮,选用 DEPENDENT 和 *ZPRED 作图,在“标准化残差图”区域选择“直方图(Histogram)”和“正态概率图(Normal probability plots)”(P-P 图),单击“继续(Continue)”按钮返回主界

面。其他选项默认,点击“确定(OK)”按钮。

［主要结果与分析］

(1) 描述性统计量

表 1-41 描述性统计量表

描述性统计量

	均值	标准偏差	N
肺活量/L	2. 5938	. 37649	8
身高/cm	155. 1375	11. 00908	8
体重/kg	39. 9750	6. 01896	8

表 1-41 给出了各变量的均值、标准偏差和例数(N)。

(2) 变量输入或者移去的情况

表 1-42 引入或剔除变量表

输入/移去的变量[a]

模型	输入的变量	移去的变量	方法
1	身高	.	步进(准则:F-to-enter 的概率<=. 050,F-to-remove 的概率>=. 100)

a. 因变量:肺活量

表 1-42 给出了采用逐步回归法变量的引入和剔除情况,并且显示引入与剔除的判别标准(引入的标准是 $P<0.05$,剔除的标准是 $P>0.10$)。本题中进行了一次的逐步回归,自变量“身高”被引入回归方程中,而“体重”没有被引入。

(3) 模型摘要

表 1-43 模型摘要表

模型汇总[b]

模型	R	R 方	调整 R 方	标准估计的误差	
1	. 872[a]	. 760	. 720	. 19913	

a. 预测变量:(常量),身高

b. 因变量:肺活量

表 1-43 给出了模型的拟合情况。从表中可以看出模型 1 的复相关系数(R)为 0. 872,判定系数(R^2)为 0. 760,调整的判定系数为 0. 720,从以上数据可以看出拟合效果较好。

(4) 方差分析表

表 1-44 方差分析表

Anova[b]

模型		平方和	df	均方	F	Sig.
1	回归	. 754	1	. 754	19. 023	. 005[a]
	残差	. 238	6	. 040		
	总计	. 992	7			

a. 预测变量:(常量),身高

b. 因变量:肺活量

表 1-44 给出了各模型的方差分析结果。从表中可以看出模型 1 的 F 统计量的观察值为 19.023，伴随概率 P 值为 0.005，小于检验水平 0.05，说明模型 1 有统计学意义，可以认为所建立的回归方程有效，肺活量与身高之间有线性关系。

（5）回归方程的系数以及系数的检验结果

表 1-45　回归系数表

系数[a]

模型		非标准化系数		标准系数	t	Sig.	共线性统计量	
		B	标准误差	试用版			容差	VIF
1	（常量）	-2.032	1.063		-1.912	.104		
	身高	.030	.007	.872	4.362	.005		

a. 因变量：肺活量

表 1-45 给出了各模型的偏回归系数（B）、标准误差、标准系数（消除了单位的影响）、回归系数检验 t 统计量值和相应的伴随概率 P 值（Sig.）。模型 1 建立的线性回归方程为：$y=-2.032+0.030x_1$。

方程的常数项为-2.032，偏回归系数 b_1 为 0.030，伴随概率 P 值为 0.005，小于检验水平 0.05，说明有统计学意义，即可以认为身高与肺活量之间有线性关系。

（6）残差分析

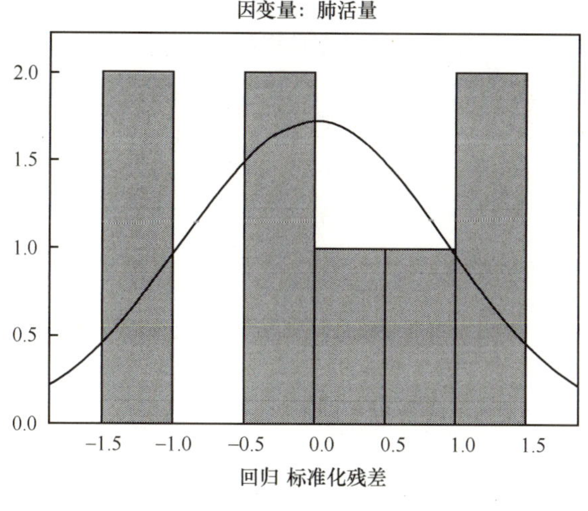

图 1-20　残差分布直方图

在回归分析中，总是假定残差服从正态分布，图 1-20 为带正态曲线的残差分布直方图，可以观察残差分布的正态性。图 1-21 为标准化残差的概率图（P-P 图），散点基本都在直线上方或下方附近，比较靠近直线，从而可以判断标准化残差呈正态分布，因此可以推断回归方程近似满足正态性的检验。

【实验案例 1.10】　为研究身高和体重之间的关系，某研究者调查了 10 名学生身高和体重资料如表 1-46 所示，试对身高和体重进行相关性分析。

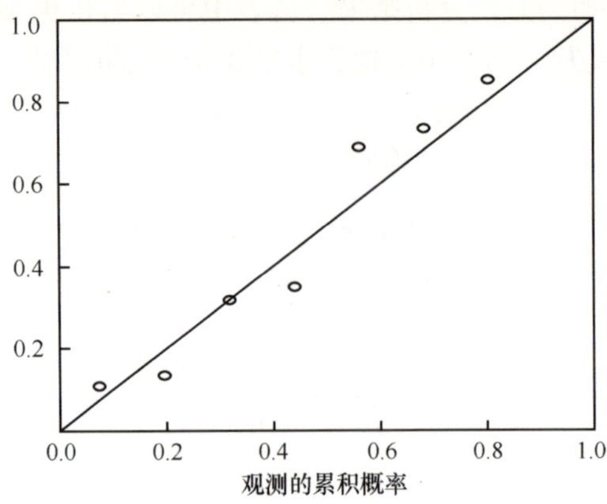

图 1-21　标准化残差概率图

表 1-46　10 名学生身高与体重资料

编号	1	2	3	4	5	6	7	8	9	10
身高/cm	171	167	177	154	169	175	163	152	172	162
体重/kg	53	56	64	49	55	66	52	47	58	50

【实验案例 1.11】 已知因变量 y 的影响因素有 x_1、x_2、x_3，所得数据如表 1-47 所示，试用该数据进行多元线性回归分析。

表 1-47　因变量 y 与 3 个影响变量的数据表

编号	x_1	x_2	x_3	y
1	0.4	53	158	64
2	0.4	23	163	60
3	3.1	19	37	71
4	0.6	34	157	61
5	4.7	24	59	54
6	1.7	65	123	77
7	9.4	44	46	81
8	10.1	31	117	93
9	11.6	29	173	93
10	12.6	58	112	51
11	10.9	37	111	76
12	23.1	46	114	96
13	23.1	50	134	77
14	21.6	44	73	93
15	23.1	56	168	95
16	1.9	36	143	54
17	26.8	58	202	168
18	29.9	51	124	99

（吕军城）

第二章　流行病学现场调查技术

实验一　横断面设计的应用与案例分析

一、核心知识点

(一) 现况调查的原理

又称为横断面调查(cross-sectional Survey)或患病率调查,研究特定时点或期间和特定范围内人群中的疾病或健康状况的分布以及有关变量(因素)与疾病或健康状况的关系。是卫生领域应用非常广泛的流行病学方法。

(二) 现况研究的设计

研究设计对每项流行病学研究都是十分重要的,现况研究设计的内容一般包括:

(1) 明确研究目的:根据研究目的,可选择进行普查或抽样调查。

(2) 确定研究现场和研究对象:根据研究目的和现有条件确定研究对象及选择研究对象的方法。现况研究选择研究对象常用的随机抽样方法有简单随机抽样、系统抽样、整群随机抽样、分层抽样和多阶段抽样。

(3) 确定样本量和抽样方法:样本量的估计有公式计算法、查表法和经验估计法。

(4) 资料的收集方法与组织实施:资料的收集方法包括利用已有的记录、现场收集等,是研究的重要环节。

(5) 资料的整理与分析:包括数据录入、资料分析等。资料分析可根据研究内容对疾病或健康状况进行描述性分析,也可在描述的基础上针对某些可疑的影响因素做分析性研究。

(三) 现况研究的实施

横断面研究实施是设计的进一步细化、完善与落实。对整个研究的成功起关键作用。现场调研的实施涉及调查人员的组织与培训、现场的预调查,现场的沟通与协调等。

(四) 现况研究报告的撰写

假定针对某一方面的健康问题进行研究。调研报告的撰写通常包括研究人群一般情况的描述和该健康问题三间分布的描述及相关因素与该健康问题的关系分析等。

二、实 验 目 的

(1) 掌握现况调查的设计原则与实施步骤。

(2) 熟悉现况调查常用的抽样方法和样本量的估计方法。

(3) 熟悉调查表的设计原则与资料的收集方法。

(4) 熟悉现况调查资料的录入和分析方法。

(5) 了解现况调查的质量控制方法。

三、实验内容与安排

(一) 实验内容

(1) 现况研究的类型、随机抽样的常用方法、现况研究样本量的估算、调查表的设计。
(2) 现况研究资料收集和分析方法、现况研究报告的撰写。
(3) 现况研究设计。

(二) 内容安排

(1) 复习理论知识。
(2) 讨论案例1和案例2。
(3) 按照现况研究的设计步骤完成一份现况研究设计,模拟如何实施现况研究及进行报告的撰写。

注意事项:实验课前预习熟悉相关理论,并将理论与实践联系起来,争取熟悉现况研究的设计、实施及报告撰写的方法。

四、实验结果与评价

教师组织学生分组讨论,之后学生每组派代表汇报讨论情况,老师和学生对每一部分进行总评,学生既能主动参与又能互相学习。最终学生理解现况研究的原理及类型和使用范围,掌握现况调查的设计原则与实施步骤,并能够独立完成一份规范的现况研究设计报告。

五、实验相关资料

案例一 现况研究的设计

随着社会环境、自然环境、生活方式的改变以及人口的老龄化,各国的疾病谱、死因构成都发生了很大变化。2005年日内瓦世界卫生大会报告显示,无论是发达国家、发展中国家还是欠发达国家,慢性非传染性疾病(简称慢性病)都已经取代传染性疾病,成为世界各国的主要死亡原因。据2008年第四次国家卫生服务调查结果显示,我国居民慢性病患病率已达20.0%。大量研究证实,慢性病是可防可治的。慢性病的发生发展与不良生活方式和行为等危险因素密切相关。为了解某市主要慢性病及其危险因素流行状况,为制定和评价卫生政策、干预措施提供参考,某医学院于2012年完成了该市慢性病及其危险因素的调查工作。

本研究对高血压、糖尿病等慢性病的患病情况及其相关危险因素,如吸烟、饮酒、饮食、身体活动、超重和肥胖等进行调查的同时,还对相关卫生保健状况进行了调查分析。

【问题1】 为了解该市18岁以上居民慢性病的现患情况,你打算采用哪种流行病学研究方法?描述性研究还是分析性研究?普查还是抽样调查?

【问题2】 假设该市10个县级市,各市有13个乡镇,每个乡镇15~20个村,每村1000~2500人,18岁以上居民占80%。你打算采用何种抽样方法?估计样本量需哪些资料?

假设显著性水平取 0.05,容许误差为 0.1P,估计当地高血压的患病率为 20%,请对调查所用的样本量进行估计。

【问题 3】 针对以上调查的疾病和影响因素如何编制调查表?

案例二 现况研究的实施

(1) 调查对象:本研究从某市的 10 个县级市中随机抽取 3 个县级市进行调查。以下以 1 个县级市为例介绍其实施过程。本调查采用多阶段分层随机抽样的原则,首先按经济水平随机抽取好中差三乡镇,从城区随机抽取一个街道,从每个乡镇(街道)按照地理位置分层随机抽取 3 个村(社区),共抽取 9 个村(社区),然后每村随机抽取 100~150 户,每户抽取所有 18 周岁以上的并在此居住 6 个月及以上的常住居民作为调查对象和体检对象。拟调查 900~1350 户家庭。

(2) 调查内容:包括两部分,一是居民问卷调查,二是医学体检。

1) 问卷调查:以调查村为单位,采用询问调查的方法,以户为单位,调查抽中户中 18 岁以上人员进行问卷调查,主要包括如下内容:①家庭及调查对象的基本情况,如年龄、性别、教育、婚姻、职业等,家庭居住情况、经济收入和支出等。②高血压、糖尿病等主要慢性病发病、患病情况,高血压和糖尿病患者的控制及管理管辖情况、主要慢性病的经济负担和短期失能情况。③慢性病主要危险因素,如吸烟、饮酒、饮食习惯、体力活动、膳食情况等。④健康生活方式和慢性病相关知识知晓情况。⑤居民卫生保健情况:医疗保险、就医行为、健康体检等。

2) 医学体检:以调查村为单位,对抽中户中 18 周岁以上的居民集中进行医学体检,测量身高、体重、腰围、血压、空腹血糖。其主要应用工具及测量方法如下:①身高。测量工具:长度为 1.5m、最小刻度为 0.1cm 的皮尺,直角板,透明胶带,塑料布;方法是:被测者赤足,立正姿势站在身高计的底板上。足跟、骶骨部及两肩胛间与立柱相接触,躯干自然挺直,头部正直,两眼平视前方,耳屏上缘与两眼眶下缘最低点成水平位。测量者站在被测者右侧,将水平压板轻轻沿立柱下滑,轻压于被测者头顶,结果精确到 0.01m。②体重。测量工具:便携式体重秤,刻度精确到 0.5kg,校准砝码(20kg);方法是:被测者赤足,立正姿势站在体重秤上,测量时身体保持固定姿势,不做任何活动。③腰围。测量工具:长度为 1.5m,宽度为 1cm,最小刻度为 0.1cm 的皮尺;测量方法:被测者站立,双脚分开 25~30cm,体重均匀分配。测量位置在水平位髂前上棘和第 12 肋下缘连线的中点。将测量尺紧贴软组织,但不能压迫,测量值精确到 1cm。④血压。测量工具:标准汞柱式血压计(以每小格 2mmHg 为单位),刻度范围 0~300mmHg;血压计包括:听诊器、血压计、袖带(橡皮气囊)、橡皮球;测量方法:使用立柱血压计,测量血压的环境应安静、温度适当,测量前至少休息 5min。被测者一般采取坐位,肘部应置于心脏同一水平上;袖带的气囊应环绕上臂的 80%,袖带下缘应在肘弯上 2.5cm。将听诊器胸件置于袖带下肘窝处肱动脉上,轻按使听诊器和皮肤全面接触,不能压得太重。测量时快速充气,气囊内压力应达到使手腕桡动脉脉搏消失,并再升高 30mm 水银柱(mmHg)然后缓慢放气,使水银柱以恒定的速度下降(2~5mmHg/s)。以听到第 1 个响声时水银柱凸面高度的刻度数值作为收缩压,以声音消失时的读数为舒张压。⑤血糖。测量工具:便携式血糖仪,精度为 0.1mmol/L,校正试纸条;按照仪器使用说明进行操作。测量方法:首先将采血针头安装到采血枪,并调节好深度,将血糖仪调节到试纸条的型号,用医用酒精把要采集血液的手指头消毒,用干棉棒擦干净,把试纸条插到血糖仪上边,用采血笔扎手指头,将血滴弄到试纸条的感应区,用干棉棒按住伤口止血,等待结果。

(3) 资料收集方法：采用世界卫生组织推荐的阶梯式监测(STEPS)。即第一步：通过问卷调查收集危险因素的信息。第二步：进行简单的体格测量。第三步：采集血标本进行生物化学评价。首先调查队员入户进行居民家庭慢性病卫生服务调查，调查结束后当天，对进行过问卷调查的居民进行医学体检，血糖测量在问卷结束后第二天早晨进行集中测量。居民卫生服务调查、医学体检的具体过程如下：

1) 慢性病及其危险因素调查：包括①问卷调查人员、质控人员组成。现场调查人员由某院教师和学生担任，共分为 4 个小组，每组 12 人，共计 48 人。在整个基线调查工程中，每组配备质控员 2 人，由各小组选派骨干调查员兼任。现场协调人员每小组 1 名，共计 4 人，均由某市疾病预防控制中心工作人员组成。②现场调查。调查前，随机选取了一个村进行了预调查，检验调查表的合理性，及时发现问题。正式调查的前一天，做好必要的准备工作，包括检查现场调研材料、预约调查对象、安排查体现场。正式调查时，首先通过村里广播通知大家，并由调查点所在乡镇卫生院安排的 1~2 名工作人员及调查所在村配备的 3~6 名熟悉村里情况的联络人组成调查联络队，根据抽样名单将预约好的调查对象陆续带入调查现场。某院师生组成的现场调查员负责进行问卷调查，问卷调查结束后发放体格检查通知单，并对住户讲解体检的时间、地点和具体要求。调查过程中如果有被调查对象外出未归，将由调查联络队员与其家人约定时间进行回访，减少失访率。

2) 医学体检：包括①体检人员、质控人员组成。组织协调人员由诸城市疾病控制中心选派，医学体检人员均由各乡镇卫生院(社区服务中心)选派业务骨干组成。共分四个小组，每个小组包括组织协调人员 1 名；医学体检员 3 名，即血压测量员 1 名，身高、体重、腰围测量员 1 名，空腹血糖测量员 1 名。②医学体检检测现场。正式现场工作的前一天，做好必要的准备工作，包括预约调查对象、现场设备的准备、编码的准备。体检时，由体检员依次对调查对象进行医学体检，包括身高、体重、腰围、血压和血糖的测量。

(4) 统计分析方法：使用 EpiData 3.1 软件建立数据库，采用 Excel 及 SPSS 软件进行统计分析。

(5) 质量控制：对整个基线调查的各个环节进行了严格的质量控制，具体的做法如下：

1) 设计阶段：①方案设计：根据调查的目的，阅读大量文献，吸取成功的经验，并多次召开专家会议，讨论调查问卷和医学体检的标准。经反复修改，听取多方意见，形成了基线调查的具体方案和调查工具。②预调查：正式调查前一月，选当地某村进行预调查，验证问卷的适宜性及工作流程的合理性，尤其是如何保证家庭调查与体格检查的有效衔接。根据预调查过程中发现的问题和总结的经验，重新修改调查表，确定调查的实施方案和调查员的培训工作。③严格调查标准：为了保证调查的科学性、一致性和可比性，问卷调查、医学体检均采用了统一标准。④严格培训：为了统一标准，本次调查由某医学院相关专家对调查员进行了多阶段的严格的问卷调查培训，具体包括预调查前培训、预调查后总结培训、正式调查前培训、正式调查现场培训、调查当天问卷质控后总结培训等，并由某医学院和乡镇卫生院专家对医学体检人员进行了严格的医学体检培训。由此统一调查口径、询问方式和问卷填写方式，以及体格测量标准。并于每次培训结束后，对参加调查的人员进行了随机问答，确保调查员符合要求，保证获取准确和完整的信息，避免测量偏倚。

2) 调查阶段：①现场组织：整个基线调查受到了各镇卫生院的大力支持，每乡镇卫生院配备有专门的负责人负责现场协调和调度工作，保证了调查工作的有序进行。每个抽样村进行了积极的发动宣传，打消居民的顾虑，并且每个抽样村配备了专门的向导联络人员，保证了调查和体检工作的顺利进行。②严格回访制度：为了减少失访率，严格回访制度。问卷调查人员与调查当时因事外出的人员约定时间，进行回访，保证了资料的完整性，减少失访率。③问卷调查质控：调查前制定了严密的现场质控计划。主要采取了以下 3 种方式进行调查问卷的质控：一是调查现场随机跟访：即现场观察调查员的询问方式及填表质量，当场指正；二是调查表检查：调查结束当天即对调查员的所有调查表进行检查，发现是否有漏项，逻辑错误，填写是否规范，有疑问及时反馈给调查员，调查员进行回访更正错误；三是随机回访：随机选取每位调查员前一天已经完成的一个或两个调查家庭，从调查表中抽取数个问题入户调查，通过问题的重现，检查调查员调查的质量。④体检质控：医学体检。每天随机选取 10 个调查对象重复检测其身高、体重、腰围和血压，与测量员的结果进行比对。

3）数据录入处理阶段：包括调查问卷保存、数据审核、数据录入、数据清理和分析等环节都设立相应的质控措施和质控指标。特别是在录入程序设计方面，我们对主要字段设置了逻辑核对，减少了录入错误。

【问题 1】 假设你负责整个调查表的质量控制，你将从哪几方面着手工作？

【问题 2】 根据调查表的几部分内容，将实习学生分成若干组，每组负责用 EpiData 3.1 创建相应的数据库，并模拟录入 5～10 份调查表。

【问题 3】 根据以 SPSS 软件为例，每组设计 5～10 个逻辑检错程序。

【问题 4】 以高血压为例，根据实际数据库资料（光盘提供数据库）计算该市 18 岁以上人群高血压的患病率及不同民族、不同性别、不同年龄高血压的患病率。

【问题 5】 除以上的民族、性别和年龄之外，还可做哪些影响因素与高血压患病率的分析？

【问题 6】 用 Excel 作图展示高血压患病率和年龄的关系。

【问题 7】 大家共同总结现况调查的设计、实施、资料分析、研究报告撰写的过程。

案例三　现况研究设计

课题组为了解某高校在校大学生的乙肝感染情况，拟计划进行一次现况调查，请撰写一份流行病学研究设计报告。

（杨淑香）

实验二　病例对照研究

一、核心知识点

（一）病例对照研究的基本原理

以现在确诊的患有某所研究疾病的病人作为病例组，以不患有该病但具有可比性的个体作为对照组，通过询问、实验室检查或复查病史，搜集既往各种可能的危险因素的暴露史，测量并比较病例组与对照组中各因素的暴露率和暴露水平的差异，经统计学检验，如果两组差别有统计学意义，则可以认为该因素与所研究疾病之间存在着统计学上的关联。

（二）病例对照研究的特点

（1）属于观察法，研究中不施加人为干预。

(2) 设立对照组,在研究设计阶段设立对照组以资比较。

(3) 研究方向由果究因,难以判断暴露与疾病的时间先后,因而因果论证力弱于队列研究。

(三) 病例对照研究的应用

(1) 广泛探索疾病的可疑危险因素。

(2) 深入检验某个或某几个病因假说。

(3) 为进一步进行前瞻性研究提供病因线索。

(四) 病例对照研究的类型

包括不匹配的病例对照研究、匹配病例对照研究。匹配:或称配比,即要求对照在某些因素或特征上与病例保持一致,目的是两组进行比较时排除匹配因素的干扰,用以匹配的因素应为可疑的混杂因素。匹配分为频数匹配与个体匹配,1∶R 的个体匹配时,R 值不应超过 4。

(五) 病例对照研究的设计

(1) 提出研究假设。

(2) 明确适宜的研究类型。

(3) 病例与对照的来源与选择。

(4) 估计样本量。

(5) 研究因素的选定与测量。

(6) 资料的收集、整理与分析。

(六) 病例对照研究资料整理表

(1) 不匹配病例对照研究资料整理表,见表 2-1。

表 2-1 不匹配病例对照研究资料整理表

暴露或特征	病例组	对照组	合计
有	a	b	$a+b$
无	c	d	$c+d$
合计	$a+c$	$b+d$	n

(2) 1∶1 配对病例对照研究资料整理表,见表 2-2。

表 2-2 1∶1 配对病例对照研究资料整理表

对照	病例		合计
	有暴露史	无暴露史	
有暴露史	a	b	$a+b$
无暴露史	c	d	$c+d$
合计	$a+c$	$b+d$	n

(七) 病例对照研究的效应估计指标

优势比(OR),亦称比值比、交叉乘积比,指病例组中暴露人数与非暴露人数的比值除以对照组中暴露人数与非暴露人数的比值,含义同 RR,说明暴露者的疾病危险性是非暴露者的多少倍。

(八) 病例对照研究的优缺点

(1) 优点:特别适用于罕见病的病因研究;既可检验有明确假设的危险因素,又可广泛探索尚不明确的众多可疑因素；省时、省钱、省人力、物力，并且较容易组织实施。

(2) 缺点：不适于研究在人群中暴露比例很低的因素；选择研究对象时，难以避免选择偏倚；获取既往信息时，难以避免回忆偏倚；暴露与疾病的时间先后常常难以判断。

二、实验目的

(1) 掌握病例对照研究的基本原理和研究特点。

(2) 掌握效应估计指标 OR 的计算及含义。

(3) 熟悉非匹配资料和配对资料的整理与分析方法。

(4) 熟悉病例对照研究的优缺点。

(5) 了解病例对照研究的基本过程。

(6) 了解病例对照研究中可能出现的偏倚。

三、实验内容与安排

(一) 实验内容

(1) 病例对照研究的基本原理、研究设计。

(2) 病例对照研究资料整理和分析方法。

(3) 病例对照研究优缺点。

(二) 内容安排

(1) 复习理论知识，为案例讨论做准备。

(2) 案例讨论：在带教老师的指导下，实习同学分组，以小组为单位讨论相关案例。

(3) 学生练习：按照病例对照研究的设计步骤完成一份研究设计，模拟如何实施病例对照研究及进行效应评价。

四、实验结果与评价

(1) 通过教师提问核心内容，复习理论课的内容。

(2) 通过案例讨论及相关练习，学生进一步理解病例对照研究的基本原理、基本特点、设计原则等，能够对收集到的数据进行归纳整理，制成统计表格，计算效应估计指标，并能够对研究结果做适当的描述。

(3) 教师对学生的研究设计书进行讲评总结，形成一份规范的病例对照研究设计书。

五、实验相关材料

案例一　吸烟与肺癌关系的研究

近几十年来，世界上有不少国家肺癌发病率和死亡率均有增长趋势，有些工业发达国家肺癌的死亡率增长更高。

许多学者针对肺癌死亡率升高的原因进行了多方面的研究，认为与吸烟、吸入污染的空气以及职业性因子等因素有关。

【问题 1】 请考虑如何区分以上因素对肺癌的作用。

有作者针对上述问题,用病例对照研究方法研究了吸烟与肺癌的关系,现将其方法、设计及结果综述如下。

(1) 调查研究方法:首先选定病例组,病人要诊断明确有代表性,然后要设立相应对照组。在病例与对照组中用同样的方法回顾既往有无暴露于某因素,以及暴露的程度等,然后进行统计处理,以提供可疑病因与疾病联系的线索,探索可能的病因。

1) 选定病人:作者在 20 家医院选择确诊的肺癌病人。在病人入院时即派专职调查员前往访视病人,并进行调查。

【问题 2】 请考虑这样做的意义。

2) 选择对照:选择同时入同一医院的、非肺癌病人作为对照。

【问题 3】 请考虑此项工作的必要性。

对照者的年龄要求与病人在相同的年龄组内(上下在 5 岁之内),性别与肺癌患者相同。注意不要将病因可能相同的疾病作为对照,作者还选择胃癌、肠癌、肝癌等病人作为对照。

【问题 4】 请考虑这样做的意义。

3) 确定研究因素,拟定调查表:在确定吸烟与肺癌关系时,可能因吸烟习惯有改变而发生困难,如吸烟少的可以变成重度吸烟者,而重度吸烟者又可以减少吸烟或戒烟后可再度吸烟等。

什么叫做一个吸烟者,必须有一个明确的定义。作者所下的定义是:每天(或曾经)吸烟一支以上,并持续一年之久者。不够此标准的人不当作吸烟者计。为测验病人回答的可靠性,作者随机调查了 50 个病人(肺癌患者),询问了吸烟史两次,期间相隔 6 个月,比较两次回答的吸烟量(表 2-3),即可知道答案的可靠程度。

表 2-3 两次随访调查结果

第一次访问吸烟量/支	第二次访问吸烟量/支						
	0	1~	5~	15~	25~	50+	合计
0	8	1					9
1~		4	1				5
5~		1	13	3			17
15~			4	9	1		14
25~				1	3	0	4
50+					1	0	1
合计	8	6	18	13	5	0	50

【问题 5】 在病例对照研究中,为什么要进行一致性检验?对研究中调查对象回答吸烟情况的准确性应如何评价?

4) 收集资料:经过调查的肺癌病例有 709 名,另有同等人数的对照病人,收集研究对象人口学特征、既往的吸烟情况等。

(2) 研究结果与分析(部分结果)

1) 病例组和对照组是否吸烟与肺癌的关系,见表 2-4。

表 2-4　肺癌病人和对照组病人吸烟与不吸烟比较

	分组	吸烟数	不吸烟数	合计	χ^2
男	肺癌病人	647	2	649	22.04*
	对照病人	622	27	649	
女	肺癌病人	41	19	60	5.76*
	对照病人	28	32	60	

*. $P<0.05$

【问题 6】　请对上表资料进行分析，计算相应的效应估计指标，并对结果加以解释。

2）病例组和对照组平均每日吸烟量与肺癌的关系，作者进一步分析两组病人在患病前10 年内的平均吸烟量，见表 2-5。

表 2-5　肺癌病人和对照病人在患病前 10 年内平均吸烟量

	分组	每日平均吸烟量/支					
		0	1~	5~	15~	25~	50+
男	肺癌病人	2	33	250	196	136	32
	对照病人	27	55	293	196	71	13
女	肺癌病人	19	7	19	9	6	0
	对照病人	32	12	10	6	0	0

【问题 7】　上表资料能够说明什么问题？

案例二　吸烟与口腔黏膜白斑病关系的研究

2001 年 1~12 月，在西安市某口腔医院门诊进行了一项关于“吸烟与口腔黏膜白斑病之间关系”的配比病例对照研究。对照选自该口腔医院门诊的非口腔黏膜白斑病就诊者，如：镶牙、补牙、洁牙、牙周炎等患者。病例和对照的配比条件：同性别，年龄相差在 2 岁以内，西安市居民，并且近 10 年来一直居住在该市。结果为：病例与对照均吸烟者共 45 对；均不吸烟者 20 对；病例吸烟而对照不吸烟者共 25 对；病例不吸烟而对照吸烟者共 10 对。

【问题 1】　请列出资料整理表，分析吸烟与口腔黏膜白斑病之间有无关联及关联强度大小。

【问题 2】　根据这一研究结果，如何下结论？为什么？

案例三　研究设计

欲通过调查研究对象既往生活习惯，探讨饮酒与胃癌之间的关系，请撰写一份流行病学研究设计书。

（刘成凤）

实验三　流行病学队列研究与案例分析

一、核心知识点

（一）队列研究的原理

根据研究对象是否暴露于某研究因素或其不同水平将研究对象分成暴露组与非暴露

组，随访一定时间，比较两组之间所研究结局（outcome）发生率的差异，研究暴露因素与研究结局之间的关系。

（二）队列研究的特点

（1）队列研究仍属于观察法。
（2）研究时需设立对照组。
（3）队列研究属于由因到果的研究。
（4）队列研究因果论证强度优于病例对照研究。

（三）队列研究的用途

队列研究的用途包括：检验病因假设、评价预防效果、研究疾病自然史等。

（四）队列研究的类别

（1）前瞻性队列研究：前瞻性队列研究是队列研究的基本形式。研究对象的分组是根据研究对象现时的暴露状况而定的，此时研究的结果还没有出现，需要前瞻性观察一段时间才能得到。

（2）回顾性队列研究：根据研究对象在过去某时点的特征或暴露情况而入选并分组的，然后从已有的记录中追溯从那时开始到其后某一时点或直到研究当时为止这一期间内，每一成员的死亡或发病情况。

（3）双向性队列研究：在历史性队列研究的基础上，继续前瞻性观察一段时间。

（五）队列的设计

（1）明确研究目的。
（2）确定研究因素：包括暴露因素及可能影响结局的其他因素。
（3）确定研究结局：结局指标的选择、定义和测量方法。
（4）确定研究现场和研究人群：包括暴露人群和对照人群的选择。
（5）确定样本量。
（6）资料收集与随访：包括基线资料的收集和随访收集资料。
（7）资料整理与分析：包括数据的录入和计算有关效应估计指标。

（六）效应估计指标

（1）相对危险度表示：暴露组的发病风险是非暴露组的多少倍。
（2）归因危险度：表示暴露组发病危险特异地归因于暴露因素的程度。
（3）归因危险度百分比：暴露人群的发病归因于暴露的部分占全部发病的百分比。
（4）人群归因危险度：表示总人群发病率中归因于暴露的部分。
（5）人群归因危险度百分比：表示总人群中的发病或死亡归因于暴露的部分占总人群中全部发病或死亡的百分比。

二、实验目的

（一）学习目标

掌握队列研究的原理、特点与用途，以及效应估计指标的含义与计算，熟悉队列研究的设计。

（二）知识能力要求

通过案例讨论与研究设计，进一步理解队列研究的原理及应用，培养学生科研设计的思维。

三、实验内容与安排

（一）实验内容

(1) 回顾性队列研究与前瞻性队列研究的原理、区别及各自的用途。

(2) 相对危险度、归因危险度、归因危险度百分比、人群归因危险度、人群归因危险度百分比的计算及含义。

(3) 队列研究设计。

（二）内容安排

1. 复习理论知识。

2. 讨论案例一和案例二。

3. 按照队列研究的设计步骤完成一份队列研究设计，模拟如何实施队列研究及进行效应评价。

注意事项：实验课前预习熟悉相关理论，能够将理论与实践结合起来，争取熟悉队列研究的设计、实施及效应估计的过程。

四、实验结果与评价

教师就每一部分的核心问题提问，并对每一部分进行讲评总结，学生能够充分理解队列研究的原理及用途，掌握有关效应评价指标的计算方法及意义，并能够独立完成一份规范的队列研究设计书。

五、实验相关资料

案例一　非职业性环境接触青石棉与恶性肿瘤的关系研究

为了研究非职业性环境接触青石棉与恶性肿瘤，特别是肺癌和间皮癌危险的关系，对大姚县青石棉污染区和作为对照的同省无石棉污染的禄丰县（两县在民族构成、生活习惯、文化教育、地理气候以及性别和年龄构成上均具有可比性）进行了既往 9 年（1987 年 1 月 1 日～1995 年 12 月 31 日）的死亡率调查，结果见表 2-6。

表 2-6　青石棉暴露组与非暴露组死亡情况

	调查人数	观察人年数	死亡人数(死亡率,1/10 万人年)				
			全肿瘤	肺癌	间皮瘤	胃癌	肠癌
暴露组	4543	39430. 05	72(182. 60)	21(53. 26)	7(17. 75)	6(15. 22)	6(15. 22)
非暴露组	5626	48236. 48	60(124. 39)	12(24. 88)	0(2. 07)	9(18. 66)	3(6. 22)
合计	10169	87666. 53	132	33	7	15	9

【问题 1】 上述研究属于何种类型的流行病学研究?

【问题 2】 回顾性队列研究与病例对照研究有何区别和联系?

【问题 3】 请计算反映该研究人群暴露与肺癌发病关联强度的 RR、AR 以及 AR%,并对计算结果进行解释。

案例二 补充维生素 E 与男性前列腺癌的关系研究

病例对照研究结果表明,前列腺癌的发病风险与饮食中维生素 E 的摄入量存在负相关。为了研究补充维生素 E 与前列腺癌的关系,某研究者于 1986~1996 年间,对美国 51529 名男性卫生工作者为研究对象进行了随访。

在基线调查阶段,研究者采用邮寄的方式进行问卷调查,问卷内容包括人口学资料、人体测量相关指标、疾病史、家族史、体力活动情况和各种食物摄入情况等,同时,研究者要求研究对象计算目前自己平均每天补充的维生素 E 的量。根据补充维生素 E 的剂量,将研究对象分为 4 组:<0. 1、0. 1~15. 0、15. 1~99. 9、≥100 IU/天。排除有癌症史和未完成基线调查的研究对象,共 47780 人纳入本研究。

研究对象每 2 年接受一次随访调查,研究者将根据研究对象 2 年来补充维生素 E 的情况计算其平均每天的补充量,对未接受随访的研究对象,按最近一次随访的补充量进行分组。同时,研究者要求研究对象报告 2 年来前列腺癌的诊断情况,并要求自报检出前列腺癌患者提供医院病历记录和病理报告,对已死亡者将联系其亲属。

研究结束时,共确认 1896 例非 A1 期前列腺癌患者(由于 A1 期前列腺癌危害小且一般无症状,故未纳入分析)。研究结果见表 2-7。

表 2-7 不同补充维生素剂量组前列腺癌发生情况

维生素 E 补充量(IU/天)	观察人年数	发病人数	发病率(/10 万人年)	RR
<0. 1	238779	926		
0. 1~15. 0	49284	219		
15. 1~9. 9	64374	275		
≥100	88645	476		

【问题 1】 请计算各组的发病率。

【问题 2】 以最低剂量组为对照计算 RR 值并对结果加以解释。

案例三 研究设计

欲研究接触放射性物质与白血病的关系,请撰写一份流行病学研究设计书。

(李兰花)

实验四 流行病学实验

一、核心知识点

(一) 概念

实验流行病学(experimental epidemiology)研究又称流行病学实验(epidemiological experiment)研究,是流行病学重要的研究方法之一,是在研究者的控制下,对研究对象施加某种干预措施,观察对疾病或健康状况的影响,从而判断干预措施效果。这类研究方法在临床治疗和疾病预防措施的科学评价和筛选、医疗卫生政策、健康教育及诊断技术效果评估等方面起着举足轻重的作用,已被视为评价干预措施有效性的标准方法。

(二) 基本特点

流行病学试验必须具备以下四个特点:

(1) 前瞻:它是前瞻性研究,即必须随访观察研究对象,这些对象虽不一定从同一天开始,但必须有明确的观察起止点。

(2) 干预:必须对至少一组研究对象施加由研究者所控制的干预措施,该干预措施可以是药物、疫苗或某种治疗方法等。

(3) 随机:研究对象是来自同一个总体的随机抽样获得的人群,并在分组时采取严格的随机分配原则。

(4) 对照:必须有与试验组平行的对照组,要求在开始试验时,两组在有关各方面必须相当近似或可比,这样试验结果的组间差别才能归之于干预处理的效应。

(三) 类型

试验流行病学研究的分类方法目前尚不统一。一般根据研究对象的特征可以分为现场试验、社区试验和临床试验。或按所具备设计的基本特征划分为真试验与类试验。

(四) 主要用途

实验流行病学的应用范围日益广泛,其用途主要表现在四个方面:

(1) 验证病因假设,常用于疾病流行因素和病因的研究。

(2) 评价疾病的防治效果。

(3) 评价保健措施和保健效果。

(4) 评价某种新的治疗药物、疗法或制剂的效果。

二、实 验 目 的

(1) 掌握实验流行病学的概念。

(2) 掌握实验流行病学的基本特点。

(3) 掌握实验流行病学的类型。

(4) 熟悉实验流行病学的用途。

(5) 熟悉实验流行病学的设计实施及资料分析过程。

三、实验内容与安排

(一) 实验内容

(1) 实验流行病学的设计实施及资料分析过程。

(2) 现场试验应遵循的原则。

（二）内容安排

（1）复习理论知识，为案例讨论做准备。

（2）案例讨论：在带教老师的指导下，实习同学分组，以小组为单位讨论相关案例。

四、实验结果与评价

教师对学生的研究设计书进行讲评总结，形成一份规范的实验流行病学研究设计书。

五、实验相关资料

案例

某疾病预防控制机构欲对国产乙型肝炎基因工程疫苗的效果进行研究，选择广西某高发区学龄儿童作为实验对象。预调查的结果显示，该人群的 HBsAg 的阳性率为 18.0%，免疫后的 HBsAg 的阳性率为 3.1%。

请拟定一份乙型肝炎基因工程疫苗流行病学现场实验考核计划，主要内容包括：

（1）该研究的目的意义。

（2）现场试验应遵循的原则。

（3）为什么把高发区学龄儿童作为实验对象？观察人数如何确定？如何分组？

（4）可以选择哪些指标进行效果评价？

（5）在整个研究过程中，如何进行质量控制？

（陈会波）

第三章 环境因素与健康综合实验

实验一 水源水质监测与评价

一、核心知识点

(一) 基本概念

1. 瞬时水样 指从水中不连续地随机(就时间和断面而言)采集的单一样品,一般在一定的时间和地点随机采取。

2. 混合水样

(1) 等比例混合水样,指在某一时段内,在同一采样点位所采水样量随时间或流量成比例的混合水样。

(2) 等时混合水样,指在某一时段内,在同一采样点位(断面)按等时间间隔所采等体积水样的混合水样。

3. 采样断面 指在河流采样时,实施水样采集的整个剖面。分背景断面、对照断面、控制断面和消减断面等。

(1) 背景断面:指为评价某一完整水系的污染程度,未受人类生活和生产活动影响,能够提供水环境背景值的断面。

(2) 对照断面:指具体判断某一区域水环境污染程度时,位于该区域所有污染源上游处,能够提供这一区域水环境本底值的断面。

(3) 控制断面:指为了解水环境受污染程度及其变化情况的断面。

(4) 消减断面:指工业废水或生活污水在水体内流经一定距离而达到最大程度混合,污染物受到稀释、降解,其主要污染物浓度有明显降低的断面。

(二) 水源水质监测

1. 地表水监测断面的布设 监测断面在总体和宏观上须能反映水系或所在区域的水环境质量状况。各断面的具体位置须能反映所在区域环境的污染特征;尽可能以最少的断面获取足够的有代表性的环境信息;同时还须考虑实际采样时的可行性和方便性。根据水体功能区设置控制监测断面,同一水体功能区至少要设置 1 个监测断面。

2. 地表水水质监测的采样 依据不同的水体功能、水文要素和污染源、污染物排放等实际情况,力求以最低的采样频次,取得最有时间代表性的样品,既要满足能反映水质状况的要求,又要切实可行。饮用水源地、省(自治区、直辖市)交界断面中需要重点控制的监测断面每月至少采样一次。

3. 水质监测项目和分析方法

(1) 监测项目的确定原则包括:

1) 选择国家和地方的地表水环境质量标准中要求控制的监测项目。

2）选择对人和生物危害大、对地表水环境影响范围广的污染物。

3）选择国家水污染物排放标准中要求控制的监测项目。

4）所选监测项目有“标准分析方法”“全国统一监测分析方法”。

5）各地区可根据本地区污染源的特征和水环境保护功能的划分，酌情增加某些选测项目。

6）根据本地区经济发展、监测条件的改善及技术水平的提高，可酌情增加某些污染源和地表水监测项目。

（2）选择分析方法的原则包括：

1）首先选用国家标准分析方法，统一分析方法或行业标准方法。

2）当实验室不具备使用标准分析方法时，也可采用原国家环境保护局监督管理司环监［1994］017号文和环监［1995］号文公布的方法体系。

3）在某些项目的监测中，尚无“标准”和“统一”分析方法时，可采用ISO、美国EPA和日本JIS方法体系等其他等效分析方法，但应经过验证合格，其检出限、准确度和精密度应能达到质控要求。

（三）水源水质评价

地表水水源地水质评价按《地表水环境质量标准》（GB3838-2002）Ⅲ类标准或对应的标准限值进行，评价方法按《地表水环境质量评价方法（试行）》（环办〔2011〕22号）进行。

二、实验目的

（一）学习目标

以地表水质监测为例，掌握水源水质监测中常用的术语和概念；掌握水源水质监测中布点方法、采样方法、样品的储存运输和常用的监测项目。

（二）知识能力要求

通过本实验的内容，让学生了解进行水源水质评价的方法及评价的依据，培养学生的现场环境样品采集和实验室分析能力，为以后开展水环境质量评价、水污染防治工作打下良好基础。

三、实验内容与安排

（一）实验内容

（1）相关术语和概念的讲解。

（2）地表水监测断面的布设。

（3）地表水采样。

（4）水质监测项目和分析方法。

（5）水源水质评价。

（二）内容安排

（1）实习学生分组：根据班级学生人数进行分组，每组5~8人。

（2）拟订调查计划：根据班级组数，给每组学生分配主题，主题主要有水样采集及运输计划、检测项目选定计划、检测方法检索计划、水质质量评价计划等。

（3）调查计划撰写及点评：各组学生根据教师分配的主题，进行调查计划的撰写，调查计划撰写完毕，各组指定一位同学进行现场汇报，教师根据学生的汇报进行点评。

（4）形成完整的水质调查评价计划：在各组汇报、教师点评的基础上形成完整的水质调查评价计划。

四、实验结果与评价

（1）教师在学生汇报的基础上进行点评，并提出改进意见，学生在教师点评基础上修改各组调查计划初稿，形成各组的调查计划定稿。

（2）根据各组调查计划定稿的基础上，最终形成完整的水质调查评价计划方案。

五、实验相关资料

（一）相关标准

（1）《地表水和污水监测技术规范》（HJ/T 91-2002）。

（2）《河流流量测验规范》（GB50179-93）。

（3）《地表水环境质量标准》（GB3838-2002）。

（4）《地表水环境质量评价方法（试行）》（环办〔2011〕22 号）。

（二）相关附件

（1）附件 1：水质采样记录表，见表 3-1。

附件 1

水质采样记录表

表 3-1　水质采样记录表

监测站名________　　年度________

编号	河流（湖库）名称	采样月日	断面名称	采样位置				气象参数					流速/（m/s）	流量/（m^3/s）	现场测定记录						备注
				断面号	垂线号	点位号	水深/m	气温/℃	气压/kPa	风向	风速/（m/s）	相对湿地/%			水温/℃	pH	溶解氧/（mg/L）	透明度/cm	电导率/（μS/cm）	感观指标描述	

采样人员：__________　　记录人员：__________

(2) 附件 2:地表水监测项目,见表 3-2。

(3) 附件 3:集中式生活饮用水水源地特定项目及分析方法,见表 3-3。

(4) 附件 4:地表水环境质量标准基本项目标准限值,见表 3-4。

(5) 附件 5:集中式生活饮用水地表水源地补充项目标准限,见表 3-5。

附件 2

地表水监测项目

表 3-2　地表水监测项目

	必测项目	选测项目
河流	水温、pH、悬浮物、总硬度、电导率、溶解氧、高锰酸盐指数、五日生化需氧量、氨氮、硝酸盐氮、亚硝酸盐氮、挥发酚、氰化物、氟化物、硫酸盐、氯化物、六价铬、总汞、总砷、镉、铅、铜、大肠菌群	硫化物、矿化度、非离子氨、凯氏氮、总磷、化学需氧量、溶解性铁、总锰、总锌、硒、石油类、阴离子表面活性剂、有机氯农药、苯并(α)芘、丙烯醛、苯类、总有机碳等
饮用水源地	水温、pH、悬浮物、总硬度、电导率、溶解氧、高锰酸盐指数、五日生化需氧量、氨氮、硝酸盐氮、亚硝酸盐氮、挥发酚、氰化物、氟化物、硫酸盐、氯化物、六价铬、总汞、总砷、镉、铅、铜、大肠菌群、细菌总数	铁、锰、铜、锌、硒、银、浑浊度、化学需氧量、阴离子表面活性剂、六六六、滴滴涕、苯并(α)芘、总 α 放射性、总 β 放射性等
湖泊水库	水温、pH、悬浮物、总硬度、透明度、总磷、总氮、溶解氧、高锰酸盐指数、五日生化需氧量、氨氮、硝酸盐氮、亚硝酸盐氮、挥发酚、氰化物、氟化物、六价铬、总汞、总砷、镉、铅、铜、叶绿素 a	钾、钠、锌、硫酸盐、氯化物、电导率、溶解性总固体、侵蚀性二氧化碳、游离二氧化碳、总碱度、碳酸盐、重碳酸盐、大肠菌群等

附件 3

集中式生活饮用水水源地特定项目及分析方法

表 3-3　集中式生活饮用水水源地特定项目及分析方法

序号	监测项目	拟用监测分析方法/仪器	方法来源
1	三氯甲烷	HS-GC-MS 法	HJ 620-2011
		P&T-GC-MS 法	GB/T 5750. 8-2006 (附录 A)
			《水和废水监测分析方法(第四版 增补版)》
2	四氯化碳	HS-GC-MS 法	HJ 620-2011
		P&T-GC-MS 法	GB/T 5750. 8-2006 (附录 A)
			《水和废水监测分析方法(第四版 增补版)》
3	三氯乙烯	HS-GC-MS 法	HJ 620-2011
		P&T-GC-MS 法	GB/T 5750. 8-2006 (附录 A)
			《水和废水监测分析方法(第四版 增补版)》
4	四氯乙烯	HS-GC-MS 法	HJ 620-2011
		P&T-GC-MS 法	GB/T 5750. 8-2006 (附录 A)
			《水和废水监测分析方法(第四版 增补版)》
5	甲醛	乙酰丙酮分光光度法	HJ 601-2011

续表

序号	监测项目	拟用监测分析方法/仪器	方法来源
6	苯	P&T-GC-MS 法	GB/T 5750. 8-2006（附录 A）
			《水和废水监测分析方法(第四版 增补版)》
7	甲苯	P&T-GC-MS 法	GB/T 5750. 8-2006（附录 A）
			《水和废水监测分析方法(第四版 增补版)》
8	乙苯	P&T-GC-MS 法	GB/T 5750. 8-2006（附录 A）
			《水和废水监测分析方法(第四版 增补版)》
9	二甲苯	P&T-GC-MS 法	GB/T 5750. 8-2006（附录 A）
			《水和废水监测分析方法(第四版 增补版)》
10	苯乙烯	P&T-GC-MS 法	GB/T 5750. 8-2006（附录 A）
			《水和废水监测分析方法(第四版 增补版)》
11	异丙苯	P&T-GC-MS 法	GB/T 5750. 8-2006（附录 A）
			《水和废水监测分析方法(第四版 增补版)》
12	氯苯	GC-ECD 法	HJ 621—2011
		P&T-GC-MS 法	GB/T 5750. 8-2006（附录 A）
			《水和废水监测分析方法(第四版 增补版)》
13	1,2-二氯苯	GC-ECD 法	HJ 621—2011
		P&T-GC-MS 法	GB/T 5750. 8-2006（附录 A）
			《水和废水监测分析方法(第四版 增补版)》
14	1,4-二氯苯	GC-ECD 法	HJ 621—2011
		P&T-GC-MS 法	GB/T 5750. 8-2006（附录 A）
			《水和废水监测分析方法(第四版 增补版)》
15	三氯苯	P&T-GC-MS 法	CB/T 5750. 8-2006（附录 A）
		GC-ECD 法	HJ 621—2011
16	硝基苯	GC-ECD 法	GB 13194-91
		GC-MS 法	《水和废水监测分析方法(第四版 增补版)》
17	二硝基苯	GC-ECD 法	GB/T 5750. 8-2006(31. 1)
			《水和废水监测分析方法(第四版 增补版)》
18	硝基氯苯	GC-ECD 法	GB 13194-91
			GB/T 5750. 8-2006(31. 1)
		GC-MS 法	《水和废水监测分析方法(第四版 增补版)》
19	邻苯二甲酸二丁酯	GC-MS 法 HPLC 法	HJ/T 72-2001《水和废水监测分析方法(第四版 增补版)》
		HPLC 法 GC-MS 法	HJ/T 72-2001《水和废水监测分析方法(第四版 增补版)》
20	邻苯二甲酸二(2-乙基己基)酯	GC-MS 法	《水和废水监测分析方法(第四版 增补版)》
		HPLC 法	HJ/T 72-2001
		GC-FID 法	GB/T 5750. 8-2006(12. 1)

续表

序号	监测项目	拟用监测分析方法/仪器	方法来源
21	滴滴涕	GC-MS 法	GB/T 5750. 8-2006(附录 B)
		GC-ECD 法	《水和废水监测分析方法(第四版 增补版)》
22	林丹	GC-MS 法	GB/T 5750. 8-2006(附录 B)
		GC-ECD 法	《水和废水监测分析方法(第四版 增补版)》
23	阿特拉津	HPLC 法	HJ 587-2010
		GC-MS 法	GB/T 5750. 8-2006(附录 B)
		GC-NPD 法	《水和废水监测分析方法(第四版 增补版)》
24	苯并(a)芘	HPLC 法	HJ 478-2009
25	钼	无火焰原子吸收分光光度法	GB/T 5750. 6-2006(13. 1)
		ICP-AES 法	GB/T 5750. 6-2006(13. 2)
		ICP-MS 法	GB/T 5750. 6-2006(13. 3)
26	钴	无火焰原子吸收分光光度法	GB/T 5750. 6-2006(14. 1)
		ICP-AES 法	GB/T 5750. 6-2006(14. 2)
		ICP-MS 法	GB/T 5750. 6-2006(14. 3)
27	铍	铬菁 R 分光光度法	HJ/T 58-2000
		石墨炉原子吸收分光光度法	HJ/T 59-2000
		桑色素荧光分光光度法	GB/T 5750. 6-2006(20. 1)
		ICP-AES 法	GB/T 5750. 6-2006(20. 4)
		ICP-MS 法	GB/T 5750. 6-2006(20. 5)
28	硼	姜黄素分光光度法	HJ/T 49-1999
		ICP-AES 法	GB/T 5750. 5-2006(8. 2)
		ICP-MS 法	GB/T 5750. 5-2006(8. 3)
29	锑	氢化物原子荧光法	GB/T 5750. 6-2006(19. 1)或《水和废水监测分析方法(第四版增补版)》
		氢化物原子吸收分光光度法	GB/T 5750. 6-2006(19. 2)
		ICP-MS 法	GB/T 5750. 6-2006(19. 4)
30	镍	无火焰原子吸收分光光度法	GB/T 5750. 6-2006(15. 1)
		ICP-MS 法	GB/T 5750. 6-2006(15. 3)
31	钡	石墨炉原子吸收分光光度法	HJ 602-2011 或 GB/T 5750. 6-2006(16. 1)
		ICP-AES 法	GB/T 5750. 6-2006(16. 2)或《水和废水监测分析方法(第四版增补版)》
		ICP-MS 法	GB/T 5750. 6-2006(16. 3)
		铬酸盐间接分光光度法	《水和废水监测分析方法(第四版增补版)》
		石墨炉原子吸收分光光度法	GB/T 14673-1993 或 GB/ T 5750. 6-2006(18. 1)
		ICP-AES 法	GB T 5750. 6-2006(18. 2)或《水和废水监测分析方法(第四版增补版)》
		ICP-MS 法	GB/T 5750. 6-2006(18. 3)

续表

序号	监测项目	拟用监测分析方法/仪器	方法来源
32	钒	钽试剂(BPHA)萃取分光光度法	GB15503-1995
		石墨炉原子吸收分光光度法	GB/T 14673-1993 或 GB/ T 5750.6-2006(18.1)
		ICP-AES 法	GB T 5750.6-2006(18.2)或《水和废水监测分析方法(第四版增补版)》
		ICP-MS 法	GB/ T 5750.6-2006(18.3)
33	铊	无火焰原子吸收分光光度法	GB/T 5750.6-2006(21.1)
		ICP-MS 法	GB/T 5750.6-2006(21.3)

附件 4

地表水环境质量标准基本项目标准限值

表 3-4　地表水环境质量标准基本项目标准限值　　(单位:mg/L)

序号	标准值 / 分类 / 项目		Ⅰ类	Ⅱ类	Ⅲ类	Ⅳ类	Ⅴ类
1	水温(℃)		人为造成的环境水温变化应限制在; 周平均最大温升≤1 周平均最大温降≤2				
2	pH(无量纲)		6~9				
3	溶解氧	≥	饱和率 90% (或 7.5)	6	5	3	2
4	高锰酸盐指数	≤	2	4	6	10	15
5	化学需氧量(COD)	≤	15	15	20	30	40
6	五日生化需氧量(BOD_5)	≤	3	3	4	6	10
7	氨氮(NH_3-N)	≤	0.15	0.5	1.0	1.5	2.0
8	总磷(以 P 计)	≤	0.02 (湖、库 0.01)	0.1 (湖、库 0.025)	0.2 (湖、库 0.05)	0.3 (湖、库 0.1)	0.4 (湖、库 0.02)
9	总氮(湖、库、以 N 计)	≤	0.2	0.5	1.0	1.5	2.0
10	铜	≤	0.01	1.0	1.0	1.0	1.0
11	锌	≤	0.05	1.0	1.0	2.0	2.0
12	氟化物(以 F^- 计)	≤	1.0	1.0	1.0	1.5	1.5
13	硒	≤	0.01	0.01	0.01	0.02	0.02
14	砷	≤	0.05	0.05	0.05	0.1	0.1
15	汞	≤	0.00005	0.00005	0.0001	0.001	0.01
16	镉	≤	0.001	0.005	0.005	0.005	0.01
17	铬(六价)	≤	0.01	0.05	0.05	0.05	0.1
18	铅	≤	0.01	0.01	0.05	0.05	0.1
19	氰化物	≤	0.005	0.05	0.2	0.2	0.2

续表

序号	标准值 分类 项目		Ⅰ类	Ⅱ类	Ⅲ类	Ⅳ类	Ⅴ类
20	挥发酚	≤	0.002	0.002	0.005	0.01	0.1
21	石油类	≤	0.05	0.05	0.05	0.5	1.0
22	阴离子表面活性剂	≤	0.2	0.2	0.2	0.3	0.3
23	硫化物	≤	0.05	0.1	0.2	0.5	1.0
24	粪大肠菌群(个/L)	≤	200	2000	10000	20000	40000

附件 5

集中式生活饮用水地表水源地补充项目标准限值

表 3-5　集中式生活饮用水地表水源地补充项目标准限值　　(单位:mg/L)

序号	项目	标准值
1	硫酸盐(以 SO_4^{2-} 计)	250
2	氯化物(以 Cl^- 计)	250
3	硝酸盐(以 N 计)	10
4	铁	0.3
5	锰	0.1

(李万伟)

实验二　采石作业环境职业卫生基本情况调查

一、核心知识点

(一)基本概念

(1) 职业性有害因素识别:是根据人群证据和实验证据,通过科学方法辨别和认定职业活动中可能对职业人群健康、安全和作业能力造成不良影响的因素或条件。包括两方面含义:一方面是对职业活动中的各种因素是否具有危险性的识别、发现、确定未知、新的职业性有害因素;另一方面是对职业活动中是否存在职业性有害因素的识别、辨别、找出已知、确认的职业性有害因素。

(2) 职业环境监测:是对作业者作业环境进行有计划、系统的检测,分析作业环境中有毒有害因素的性质、强度及其在空间、时间的分布及消长规律。通过职业环境监测,既可以评价作业环境的卫生质量,判断是否符合职业卫生标准要求,也可以估计在此作业环境下劳动的作业者的接触水平,为研究接触-反应或效应关系提供基础数据。

(3) 职业卫生调查:是在工、矿、企业等职业场所进行调查,通过听取介绍、现场观察和查看有关资料、口头询问、环境监测、健康检查以及资料分析等方法获取职业性有害因素性质、种类、来源和职业人群接触状况以及对职业人群健康损害情况等资料，以了解作业场所劳动条件及其对职业人群安全、健康和工作效率的影响，为改善劳动条件，提出预防措施及制订和修订卫生标准提供科学依据。职业卫生调查是识别、评价职业性有害因素的必要手段之一，也是实施职业卫生服务和管理的基本方法之一。

（二）职业性有害因素识别的内容

（1）粉尘的识别：粉尘的识别关键是通过了解基本生产过程，分析存在或产生粉尘的主要环节，检测作业环境空气中粉尘浓度、分散度及二氧化硅含量等，准确地识别生产性粉尘。

（2）噪声源的识别：这是识别噪声的最主要的工作，不同的噪声源所产生的噪声性质、强度和频谱特性不同，对人体健康的影响不同。首先对现场噪声的行业或领域的类别进行识别，并将其中常见的主要声源识别出来。同时，对作业现场噪声动态特性进行分析研究，其中主要有现场噪声的频谱分析、作业人员噪声暴露的时间特性分析和噪声源的声场分布特性等方面，以便掌握其对人们的危害特性和控制、治理的方法。

（三）定点区域空气样品采集方法

（1）采样地点：根据监测的目的和现场调查结果，选出作为长期或定期采样和监测的有代表性的作业点。应设在有代表性的工人接触点（工人作业活动范围），尽可能地靠近作业者，又不影响作业者的正常操作。采样高度为工人作业时的呼吸带，一般距地面 1.5m。按产品的工艺过程、不同操作岗位和工序，在有粉尘逸散的作业点分别设点。一个车间内若有 1~3 台同类生产设备，设 1 个监测点，4~10 台设 2 个监测点，10 台以上则至少设 3 个监测点。仪表控制室和作业者休息室内一般设 1 个监测点。

（2）采样时间：一般为 15min，最短采样时间不应小于 5min，最长不应大于 60min。一次采样时间不足 5min 时，可在 15min 内采样 3 次，每次采集所需空气样品体积的 1/3。

（3）采样样品数量：每个监测点上，每个工作班次（8h）内，可采样 2 次，每次同时采集 2 个样品。在整个工作班次内浓度变化不大的监测点，可在工作开始 1h 后的任何时间采样 2 次。浓度变化大的监测点，2 次采样应在浓度较高时进行，其中 1 次在浓度最大时进行。接近最高容许浓度时，则应重复多次采样。

（4）采样频率：经常性劳动卫生监督，最少每年监测 1 天，每天上下午各采样 1 次。对超过最高容许浓度的监测点，每 3 个月要复查 1 次，直至浓度降至最高容许浓度。

（5）其他注意问题：需同时测定气象条件（气温、气湿、气流和气压）。

（四）职业卫生基本情况调查的目的、内容及实施步骤

（1）调查目的：职业卫生基本情况调查是对工矿企业有关职业卫生基础资料的全面详细调查，目的是建立工矿企业职业卫生档案。

（2）调查内容

1）基本情况。

2）主要工作场所的劳动条件。

3）主要产品和工艺流程。

4）防护设备及其使用、维修等情况。

5）职业性有害因素及其接触人数。

6）作业环境及接触者健康状况。

7）劳动组织及班次。

8）生活福利和医疗卫生服务情况。

9）建设项目职业卫生“三同时”情况。

10）职业卫生培训情况。

11）职业卫生管理情况。

12）职业卫生工作会议、活动情况。

（3）职业卫生调查步骤

1）准备阶段：主要任务是明确调查目的，设计调查方案，组建调查人员等。包括制订计划、查阅文献、拟定调查表格、试点调查。

2）实施阶段：在试点调查的基础上，总结经验教训，按照计划，全面展开工作。这一阶段应特别注意现场调查质量控制的监督和检查。包括建立各级分工负责的组织网络；建立严格地资料审核制度，及时补漏、纠错；对调查员调查质量进行监督，对调查对象回答问题质量进行监督等。

3）总结阶段：将收集到的大量的定性和定量资料进行整理和分析，挖掘出具有科学意义的信息，最后形成有实际指导意义的总结报告或论文。主要包括资料整理与统计、调查汇总和论文撰写。

二、实验目的

（一）学习目标

掌握职业环境卫生基本情况调查的步骤；掌握职业性有害因素的识别、监测和评价方法；掌握生产环境空气中粉尘采样方法及粉尘浓度和分散度测定方法；熟悉职业性有害因素的来源。

（二）知识能力要求

本实验以采石作业环境职业卫生基本情况调查为例，通过对采石作业环境职业卫生基本情况调查，使同学们基本掌握如何识别、测定、分析及评价作业环境中存在的职业性有害因素；重点掌握粉尘和噪声对作业人员健康的影响以及如何对粉尘及噪声作业场所进行综合性环境监测与评价，最终达到提高学生综合分析问题、解决问题和现场工作能力的目的。

三、实验内容与安排

（一）实验内容

（1）深入现场了解采石作业基本情况。

（2）分析采石作业主要有害因素，制订调查计划。

（3）对采石作业环境进行有害因素监测。

1）粉尘总浓度测定。

2）呼吸性粉尘浓度测定。

3）粉尘分散度测定。

4) 粉尘中游离二氧化硅含量测定。

5) 气象条件测定,同时应进行噪声测定,必要时可进行辐射强度测定。

(二) 内容安排

本次实验共分五次完成,具体内容安排如下:

第一次:设计一般情况调查表

(1) 首先需要深入现场了解采石作业基本情况:采石作业工艺流程非常简单,该采石场工艺流程为:人工炸石→人工碎石→机械碎石→人工运输。

(2) 分析采石作业主要有害因素

1) 请同学们根据调查内容设计基本情况记录表,以便现场调查时使用。

2) 需要了解什么情况或有问题随时提出或与同学讨论。

3) 采石过程中主要存在哪些职业性有害因素?

有害因素包括:①生产过程中的有害因素:含有较高量的游离二氧化硅粉尘、噪声、高温、振动;②劳动过程中的有害因素;③生产环境中的职业危害因素。

4) 应检测的项目:①粉尘总浓度;②呼吸性粉尘浓度;③粉尘分散度;④气象条件;⑤噪声强度;⑥必要时需进行辐射强度测定。

(3) 制定调查计划:以组为单位讨论并设计现场询问调查表。

第二次:详细制定采样计划,认识现场采样仪器并学会正确使用。

(1) 对设计的调查表进行总结。

(2) 空气样品的采集方法:据现场采样的基本原则,确定采样方法、采样地点、设点数目、采样时间、采集样品数量、采样频率、采样应注意的问题等,见表 3-6,表 3-7。

表 3-6 工作场所空气中有害物质定点采样基本信息记录表

用人单位		待测物	
监测类型	评价、日常、监督	采样方法	
采样仪器			
气温/℃		气压/kPa	

表 3-7 工作场所空气中有害物质定点采样记录表

编号	采样地点	生产和防护状况	采样流量/(L/min)	采样时间		备注
				开始时间	结束时间	

采样人: 陪同人: 采样日期: 年 月 日

(3) 熟悉仪器:大气采样器、噪声仪、气温计、温湿度计、气流计、空盒气压计、显微镜的使用等。

第三次:现场一般情况调查及采样,完成粉尘浓度及分散度的测定(测定方法见附件)。

(1) 总粉尘浓度的测定(滤膜质量法)。

(2) 呼吸性粉尘浓度测定。

(3) 粉尘分散度测定(滤膜溶解涂片法)。

(4) 粉尘中游离二氧化硅含量测定。

第四次:对现场收集的资料进行汇总,各小组将资料整理成幻灯片,派一名代表上台汇报。

第五次:尘肺 X 线胸片阅读。

四、实验结果与评价

(1) 对收集到的数据进行归纳整理后,制成统计表格,以相关国家标准作为评价依据,对实验结果做适当的分析、描述。

(2) 根据采石作业环境的现场调查结果和作业人员的健康状况,对采石作业生产过程、劳动过程和生产环境中存在的职业性有害因素进行综合性分析与评价,查找相关原因,对照国家标准有针对性地提出改进意见。形成一份规范的项目报告《××采石厂职业卫生调查报告》。

五、实验相关资料

(1) 附件 1:广州市工厂企业职业卫生状况调查表。

(2) 附件 2:总粉尘浓度的测定。

(3) 附件 3:呼吸性粉尘浓度测定。

(4) 附件 4:粉尘分散度测定(滤膜溶解涂片法)。

(5) 附件 5:粉尘中游离二氧化硅含量测定。

(6) 附件 6:尘肺 X 线胸片阅读。

附件 1

广州市工厂企业

职业卫生状况调查表

填报单位:______________

填　报　人:______________

填报日期:______________

广州市职业病防治院

2006 年 9 月制

填表说明

1. 企业基本情况　“企业名称”必须填写全称；“经济类型”按照市及市以上国有企业、市及市以上集体企业、市及市以下国有企业、市及市以下集体企业、私营企业、三资企业、其他企业填写；“职工人数”包括所有岗位在岗职工总人数。

2. 相关部门情况　填写有关部门负责人的资料，包括办公电话、手机等。

3. 职业卫生情况　有进行相关的职业病危害申报与评价，职业卫生监测与职业性健康检查的选“有”，并提供相关资料的复印件；没有的就选“无”；职业性健康检查是指委托有资质的职业健康检查机构进行的针对接触职业病危害因素人员的健康检查；有进行职业卫生培训的选“有”，没有的选“无”；有相关的应急救援预案的选“有”，没有的选“无”并提供相关资料的复印件。

4. 企业简史　企业简史内容包括单位成立的时间，单位的发展过程，生产情况（包括投产、扩产、转产等），每一发展阶段所生产的产品和生产规模等。

5. 企业总平面布局示意图　附上总平面布置图，包括各个车间的分布情况；（可以附复印件）。

6. 总生产工艺流程图　包括各项产品制造过程的生产工艺流程，遇到有职业病危害因素的流程部分用红色三角形标注；有毒有害物质也用红色笔标注。

7. 各车间主要原辅材料及年消耗量　本部份需由技术人员和管理人员填写，如实填写各个车间所用的原辅材料名称、计量单位、日用量、全年用量；备注项填写主要原辅料的用途，见表 3-8。

8. 工作制度　填写各个车间的工作制度，包括轮班制，轮班时间，中间休息时间以及除周末后员工所能享有的全年假期，见表 3-9。

9. 劳动定员　包括：①各生产部门保障本部门正常运作所需要的生产工人、辅助工人、工程技术人员、管理人员的数量统计；②非生产部门的人员构成，见表 3-10。

10. 存在职业病危害因素车间的生产工艺流程　包括所有能产生职业病危害因素的车间内，能够产生职业病危害的生产工艺流程。

11. 职业病危害分布情况　主要有害物质的名称应写明具体的因素名称。例如：物理类有噪声，化学类有各种使用的有机溶剂及有毒化学物，例如：三氯乙烯、正己烷等，见表 3-11。

12. 职业病登记表　本表由存在职业病病人的单位填写，无职业病的跳过这一项；具体填写好职业病病人的相关情况，所得职业病的类型，诊断日期，诊断单位（附相关证明材料的复印件），见表 3-12。

13. 急性中毒情况　发生急性中毒情况的填写相关事故的概况，中毒的结果以及相关的监测、处理结果；中毒事故概况包括事故的发生，发展过程，见表 3-13。

一、企业情况

1. 基本情况

单位名称：____________________

单位地址：____________________

联系人：____________　电话：____________　手机：____________

所在区：____________________　经济类型：__________　主要产品：__________

传真：____________________　电子邮件：__________　邮政编码：__________

主管部门：________ 职工人数：________ 女职工人数：________
生产面积：________ 年产值：________

2. 企业简史

3. 企业总平面布局示意图

4. 总生产工艺流程图

5. 各车间主要原辅材料及年消耗量

表 3-8 各车间主要原辅材料及年消耗量记录

车间	原、辅料名称	单位	日用量	全年用量	备注

6. 工作制度

表 3-9 工作制度记录

车间	每日几班	每班时间	每班休息时间	全年假期(不含周末)

7. 劳动定员

表 3-10 劳动定员记录

生产部门	生产工人		辅助工人		工程技术人员	管理人员	合计
	男	女	男	女			
总计							

二、职业卫生情况

1. 职业卫生管理情况

(1) 职业卫生管理部门:有 无;专职职业卫生管理人员:有____人 无;兼职职业卫生管理人员:有____人 无。

(2) 职业病防治计划和实施方案:有 无。

(3) 建立健全职业卫生档案:有 无。

(4) 建设项目:是否有新建、改建、扩建等项目:有 无;是否有职业病危害评价:有 无;是否经卫生行政部门审核:有 无 ; 验收:有 无。

(5) 职业病危害申报:有 无 (若有,附相关资料复印件)。

(6) 职业卫生检测:有 无 (若有,附相关资料复印件)。

(7) 职业健康监护档案:完整 不完整 无。

(8) 职业性健康检查:

上岗前:应检____人,实检____人,检出职业禁忌人数____;在岗期间:应检____人,实检____人,检出疑似职业病人数____;离岗前:应检____人,实检____人,检出职业禁忌人数____。

(9) 应急救援预案:有 无(若有,附相关资料复印件),应急装备:有 无

(10) 职业卫生培训:单位负责人职业卫生培训:有 无;劳动者上岗前应培训人数____,实培训人数____,未培训____。

(11) 作业场所危害告知、防护措施:

产生严重职业病危害的作业岗位:有 无;设置警示标志:有 无;产生危害的设备:有 无;设置警示标志和中文警示说明:有 无;产生危害的化学/放射产品:有 无;包装上警示标志和中文警示:有 无;职业病危害防护设施:有 无;符合职卫要求的个人防护用品:有 无;职防规章制度、操作规程、应急救援措施和危害因素检测结果的公告栏:有 无。

化学毒物实测点数________,不合格点数________;粉尘实测点数________,不合格点数________;物理因素实测点数________,不合格点数________;其他因素实测点数________,不合格点数________。

(12) 生活卫生设施的设置:浴室________更衣室________休息室________医疗室____

____女工卫生室________厕所________。

2. 存在职业病危害因素车间的生产工艺流程

3. 职业病危害分布情况

表 3-11 职业病危害分布情况

车间	工段或岗位	主要有害物质名称	接触工人总数	每班实际接触时间	防护设施情况（包括车间与个人）

4. 职业病登记表

表 3-12 职业病登记

部门	姓名	性别	出生年月	工种	接触职业病危害情况				职业病			填表人
					名称	接触时间	工龄	接触途径	名称	诊断日期	诊断单位	

5. 急性中毒情况

表 3-13　急性中毒情况

中毒人数	中毒结果			中毒物质监测结果	处理结果
	治愈(例)	后遗症(例)	死亡(例)		

中毒事故概况：

附件 2

总粉尘浓度的测定(滤膜质量法)

【实验目的】

(1) 掌握现场粉尘采样的基本方法。

(2) 熟悉粉尘采样器的基本工作原理。

【实验原理】

抽取一定体积的含尘空气,将粉尘阻留在已知质量的滤膜上,由采样后滤膜的增重,求出单位体积空气中粉尘的质量。

【实验器材】

粉尘采样器(在需要防爆的作业场所,用防爆型采样器);滤膜(用过氯乙烯纤维滤膜)、滤膜夹、样品盒、镊子;分析天平;秒表;干燥器（内盛变色硅胶)。

【操作步骤】

1. 滤膜准备　用镊子取下滤膜两面的夹衬纸,将滤膜放在分析天平上称量,编号和质量记录在衬纸上。打开滤膜夹,将直径 40mm 的滤膜毛面向上平铺于锥型杯上,旋紧固定环,使滤膜无褶皱或裂隙。直径 75mm 的滤膜折叠成漏状,装入滤膜夹。

2. 采样

(1) 采样器架设于接尘作业人员经常活动的范围内,粉尘分布较均匀的呼吸带。有分流影响时,一般应选择在作业地点下风侧或回风侧;在移动的扬尘点,应位于作业人员活动中有代表性的地点,或架于移动上。

(2) 先用一个装有滤膜(未称量滤膜即可)的滤膜夹装入采样头中旋紧,开动采样器调节至所需流量,然后将已称量滤膜换入采样头,使滤膜受尘面迎向含尘气流。当迎向含尘气流无法避免飞溅的泥浆、砂粒对样品污染时,受尘面可侧向。

(3) 采样流量,用 40mm 滤膜时为 15~40L/min,用漏斗状滤膜时,可适当加大流量,但不得超过 80L/min。

(4) 根据采样点的粉尘浓度估计值及滤膜上所需粉尘增量(直径 40mm 平面滤膜,不得少于 1mg,但不得多于 10mg。直径 75mm 的漏斗状滤膜粉尘增量不受此限制)确定采样持续时间,但一般不得小于 10min(当粉尘浓度高于 10mg/m³时,采气量不得少于 0.2m³;低于 2mg/m³时。采气量应为 0.5~1m³)。记录滤膜编号、采样时间、气体流量和采样点生产工作情况。

(5) 采样结束后,用镊子将滤膜从滤膜夹上取下,受粉尘面向内折叠几次,用衬纸包好,贮于样品盒中,或装入自备的样品夹中,带回实验室。

(6) 已采样滤膜,一般情况下不需干燥处理,即可称量。如果采样时现场空气相对湿度在 90% 以上或有水雾时,应将滤膜放在干燥器 2h 后称量,然后再放入干燥器中 30min,再次称量。当相邻两次的称量结果之差小于 0.1mg 时,取其最小值。

【结果计算】

$$C=(m_2-m_1)/Qt\times1000$$

式中,C:粉尘浓度,mg/m³;m_1:采样前滤膜质量,mg;m_2:采样后滤膜质量,mg;t:采样时间,min;Q:采气流量,L/min。

【注意事项】

(1) 本方法为我国现行卫生标准采用的基本方法。如果使用其他仪器或方法测定粉尘质量浓度时,必须以本方法为基准。

(2) 过氯乙烯纤维滤膜表面呈细绒毛状,不易脆裂,具有明显的静电性和憎水性,能牢固地吸附粉尘,但不耐高温,易溶于有机溶剂。已采样滤膜可留测定粉尘分散度或作为碱熔钼蓝比色法测定游离二氧化硅的材料。在 55℃以上现场采样测定粉尘浓度时不宜应用,可改为玻璃纤维滤膜。

(3) 采样现场空气中有油物时,可用石油醚或航空汽油浸洗,晾干后再称量。

附件 3

呼吸性粉尘浓度测定

【实验目的】

(1) 掌握现场呼吸性粉尘采样的基本方法及注意事项。

(2) 熟悉呼吸性粉尘采样器的基本工作原理。

【实验原理】

采集一定体积的含尘空气,使之通过分级预选器后,将呼吸性粉尘阻留在已知质量的滤膜上,由采尘后滤膜的增量,求出单位体积空气中呼吸性粉尘的质量(mg/m³)。

【实验器材】

呼吸性粉尘采样器(在需要防爆的场所,采用防爆型呼吸性粉尘采样器),采用恒定流量,采样头对粉尘粒子的分离性能应符合国家呼吸性粉尘标准提出的要求,直径 40mm 的过氯乙烯纤维滤膜、滤膜夹、样品盒、镊子;分析天平;秒表;干燥器(内盛变色硅胶);硅油。

【操作步骤】

1. 滤膜的准备　用镊子取下滤膜两面的衬纸,置于天平上称量,记录初始质量,然后将滤膜装入滤膜夹中,确认滤膜无褶皱和裂隙后,放入带编号的样品盒备用。如用冲击式呼吸性粉尘采样器(T. R 粉尘采样器)时,需将硅油或黏着剂涂在冲击片上,涂片时应把黏着剂涂均匀,量不宜过多,以 5~8mg 为宜。涂后在天平上称量,记录初始质量,然后将冲击片编号,放在存储盒中备用。

2. 采样

(1) 采样器架设原则同总粉尘采样。

(2) 用一个装有未称量过的滤膜的滤膜夹装入采样头拧紧,开动采样器调节至 20L/min,然后将已称量滤膜换入采样头,如用 T. R 采样头时,同样先用一个未称量过的冲击片装入采样头拧紧,开动采样器调至 20L/min,然后将已称量冲击片换入采样头。使采样头的入口可侧向含尘气流。

(3) 采样开始的时间:连续性产尘作业点,应在作业开始 30min 后采样,非连续性产尘作点,应在工人工作时采样。

(4) 采样流量:在整个采样过程中,必须保持在 20L/min,流量应稳定。

(5) 采样的持续时间应根据测尘点粉尘浓度的估计值及滤膜上所需粉尘增量而定(不应少于 0. 5mg,不得多于 10mg),但采样的时间不得少于 10min。采样结束后,记录滤膜编号、采样时间和采样点生产工作情况。

(6) 采集有呼吸性粉尘的滤膜或冲击片取出,滤膜受尘面向内折叠几次,用衬纸包好,放入样品盒中,冲击片直接放入样品盒中,带回实验室。

(7) 采样后的滤膜一般情况下不需干燥处理,可直接放在天平上称量,并记录其质量。如果采样现场的相对湿度在 90% 以上时,应将滤膜放在干燥器内干燥 2h 后称量,并记录结果,然后再放在干燥器中干燥 30min,再次称量,如滤膜上有雾滴存在时,应先放在干燥器内干燥 12h 后称量,记录结果,再放在干燥器内干燥 2h,再称量。当相邻两次的质量差不超过 0. 1mg 时取其最小值。

【结果计算】

$$R=(m_2-m_1)/Qt\times1000$$

式中,R:呼吸性粉尘浓度,mg/m^3;m_1:采样前滤膜的质量,mg;m_2:采样后滤膜的质量,mg;t:采样时间,min;Q:采样流量,L/min。

【注意事项】

(1) 须采用经过国家技术监督局指定的或委托的单位检验合格的呼吸性粉尘采样器。

(2) 本方法为测定呼吸性粉尘的基本方法,如果使用其他仪器或方法测定呼吸性粉尘浓度时,其呼吸性粉尘采样器的采样性能必须符合本标准中提出的要求。

(3) 在高温、可溶解滤膜的有机溶剂存在的条件下采样,可改用玻璃纤维滤膜。

(4) 流量计和分析天平均应按国家规定的时间检定和校验。

附件 4

粉尘分散度测定(滤膜溶解涂片法)

粉尘分散度是指空气中不同大小粉尘颗粒的分布程度,用百分构成表示。有数量分散度和质量分散度两种,我国现行卫生标准采用数量分散度。

【实验目的】

(1) 掌握空气中粉尘分散度的测定方法。

(2) 了解空气中粉尘分散度测定的卫生学意义。

【实验原理】

采样后滤膜溶解于有机溶剂中，形成粉尘粒子的混悬液，制成涂片标本，在显微镜下测定。

【实验器材】

小烧杯或是小试管；小玻璃棒；玻璃滴管或吸管；载玻片；生物显微镜；目镜测微尺；物镜测微尺。

【实验试剂】

乙酰丁酯。

【操作步骤】

（1）将采有粉尘的过氯乙烯纤维滤膜放入小烧杯或试管中，用吸管或滴管加入醋酸丁酯1~2ml，用玻璃棒充分搅拌，制成均匀的粉尘悬液，立即用滴管吸取一滴置玻璃片上，均匀涂布，待自然挥发成透明膜，贴上标签，注明编号、采样地点、日期。

（2）物镜测微尺是一标准尺度，其总长为1mm，分为100等分刻度，每一分度值为0.01mm，即10μm（图3-1）。

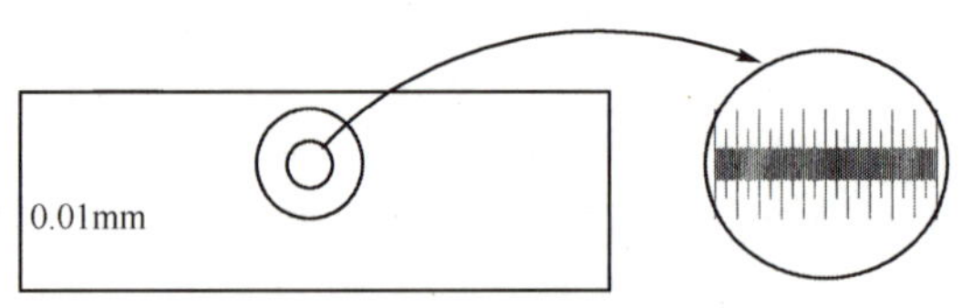

图3-1　物镜测微尺

（3）目镜测微尺是一个放在目镜像平面上的玻璃圆片，中央刻有一条直线，此线被等分为若干格，每格代表的长度随不同物镜的放大倍数而异，在测量标本的长度之前，必须首先对目微尺在不同物镜的放大倍数下进行标定。

（4）目镜测微尺的标定：将待定的目镜测微尺放入目镜镜筒内，物镜测微尺置于载物台上，先在低倍镜下找到物镜测微尺的刻度线，移至视野中央，小心转动目镜测微尺和物镜测微尺使两尺平行，然后换成40~60倍放大倍率，调至刻度线清晰，移动载物台，使物镜测微尺的任一刻度线与目镜测微尺的任一刻度线相重合，然后找出两尺另外一条重合的刻度线，分别数出两条重合刻度线间物镜测微尺和目镜测微尺的刻度数。

计算目镜测微尺每刻度的间距（μm）：

$$\text{目镜测微尺每刻度间距}(\mu m) = a/b \times 10(\mu m)$$

式中，a：物镜测微尺刻度数；b：目镜测微尺刻度数；10：物镜测微尺每刻度间距，μm。

如图3-2中，目镜测微尺45个刻度相当于物镜测微尺10个刻度，则目镜测微尺1个刻度相当于：

$$10/45 \times 10(\mu m) = 2.2\mu m$$

（5）取下物镜测微尺，将粉尘标本片放在载物台上，先用低倍镜找到粉尘粒子，然后在标定目镜测微尺时所用的放大倍率下，用目镜测微尺测量每个粉尘粒子的大小（图3-3），移动标本，使粉尘粒子依次进入目镜测微尺范围，遇长径量长径，遇短径量短径，测量每个尘粒。每个标本至少测量200个尘粒，按表3-14分组记录，算出百分数。

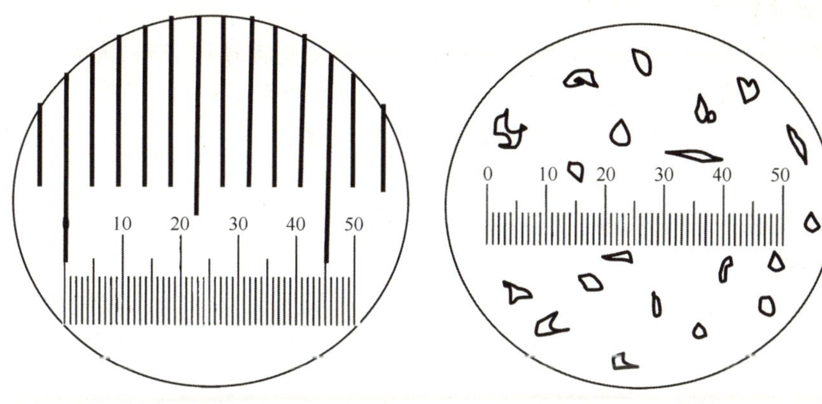

图 3-2　目镜测微尺的标定图　　　　图 3-3　粉尘分散度的测量

表 3-14　粉尘数量分散度测量记录表

单位________　采样地点________　采样时间________　滤膜编号________

粒径/μm	<2	2~	5~	≥10	总计
尘粒数/个					
百分数/%					100%

测量者________

【注意事项】

(1) 所用器材在用前必须擦洗干净,避免粉尘污染。已制好的涂片标本应置玻璃平皿内保存。

(2) 当发现涂片标本尘粒过密,影响测量时,可再加入适量醋酸乙酯稀释,重新制作涂片标本。

(3) 已标定的目镜测微尺,只能在标定时所用的目镜和物镜放大倍率下应用。

(4) 应选择涂片标本中粉尘分布较均匀的部位进行测量,以减少误差。

(5) 本法不适用于可溶于有机溶剂中的粉尘和纤维状粉尘,此粉尘应改用自然沉降法。

附件 5

粉尘中游离二氧化硅含量的测定——焦磷酸质量法

游离二氧化硅是指未与金属氧化物结合的二氧化硅(如石英),常以结晶形态存在。其化学式为 SiO_2。目前测定粉尘中游离二氧化硅含量的方法有多种,比较传统的有质量法,较新的有 X 线衍射法和红外线测定法,其方法较质量法简单,灵敏度高。各实验室可根据具体情况加以选择。

【实验目的】

(1) 了解粉尘中游离二氧化硅含量测定的卫生学意义。

(2) 掌握粉尘中游离二氧化硅含量测定的原理和方法。

【实验原理】

在 245~250℃下,焦磷酸能溶解硅酸盐及金属氧化物等,而游离二氧化硅几乎不溶。用热焦磷酸处理含硅酸盐和游离二氧化硅等的粉尘,以质量法测定游离二氧化硅含量。

【实验器材】

25ml 锥形瓶或烧杯;25ml 带盖瓷坩埚;增埚钳或铀尖捕埚钳;25ml 量筒; 250ml 烧杯;玻璃漏斗和漏斗架;慢速定量滤纸;pH 试纸;小玻棒和 300℃温度计;可调电炉;可控温高温电炉;干燥器(内盛变色硅胶);1/万分析天平;玛瑙乳钵;粉尘采样器;测尘滤膜(75mm)。

【实验试剂】

焦磷酸;硝酸铵;0. 1mol/L 盐酸溶液;氢氟酸(以上试剂均为化学纯)。

【实验采样】

(1) 空气中悬浮粉尘:用直径 75mm 滤膜的采样方法,采集 0. 2g 左右的粉尘。

(2) 沉积尘:在采样地点,生产设备或其他物体上相当于呼吸带高度处采集沉降积尘约 1. 0g。

【操作步骤】

(1) 将已采集的粉尘样品放在(105±3)℃烘箱中干燥 2h,稍冷,贮于干燥器中备用。如粉尘粒子较大,需用玛瑞乳钵研磨至手捻有滑感为止。

(2) 准确称取 0. 1~0. 2g 粉尘样品于 25ml 锥形瓶或小烧杯中,加入焦磷酸 15ml 及硝酸铵数毫克,搅拌,使样品全部湿润,置可调电炉上,插好带有玻棒的 300℃温度计,迅速加热到 245~250℃,并不断搅拌,保持 15min。

(3) 样品中如果含有煤、其他碳素及有机物时,应在瓷坩埚中称量,置高温炉中,800~900℃灼烧 30min 以上,使碳及有机物完全灰化,冷却后用 15ml 焦磷酸分次将残渣洗入 25ml 锥形瓶或小烧杯中,再进行步骤(2)。

(4) 加热 15min 后,由电炉上取下锥形瓶,在室温下冷却至 40~50℃,将内容物缓慢倾倒入盛有 40~50ml 热蒸馏水(约 80℃)的 250ml 烧杯中,一面倾倒一面搅拌,充分混匀,用热蒸馏水冲洗温度计、玻棒及锥形瓶或小烧杯数次,洗液一并倒入烧杯中,使最后体积为 150~200ml。

(5) 取慢速定量滤纸折叠成漏斗状,放于漏斗中用蒸馏水湿润。取上液于电炉上煮沸,稍静置,待混悬物略沉降,趁热过滤,倾入漏斗中的滤液应倒至不超过滤纸 2/3 处。

(6) 过滤后,用 0. 1mol/L 盐酸洗涤烧杯移入漏斗中,并将滤纸上沉渣冲洗 3~5 次,再用热蒸馏水洗至滤出液无酸性反应(用 pH 试纸检验)。如用坩埚时,要洗至无磷酸根反应后再洗三次。上述过程应在当日完成。

(7) 将带有沉渣的滤纸折叠数次,放于已恒重的瓷坩埚中,在 80℃烘箱中烘干,再放在电炉上炭化,炭化时加盖,稍留一条小缝隙,然后放入高温炉(800~900℃)中灼烧 30min,取出,室温下稍冷后,放入干燥器中冷却 lh,称至恒重并记录。

粉尘中游离二氧化硅含量:

$$SiO_2(F) = (m_2 - m_1)/G \times 100$$

式中,$SiO_2(F)$:游离二氧化硅含量,%;m_1:坩埚质量,g;m_2:坩埚加残渣质量,g;G:粉尘样品质量,g。

当粉尘中含有难以被焦磷酸溶解的物质时(碳化硅、绿柱石、电气石、黄玉等),需用氢氟酸处理。将带有沉渣的滤纸放入铂坩埚内,如步骤(7)灼烧至恒重,加入数滴 1 : 1 硫酸,使残渣全部湿润。然后加 40%氢氟酸 5~10ml(在通风柜内),稍加热,使残渣中游离二氧化硅溶解,继续加热至不冒白烟为止(防止沸腾)。再于 900℃温度下灼烧,称至恒重。

氢氟酸处理后游离二氧化硅含量计算:

$$SiO_2(F)=(m_2-m_1)/G\times100$$

式中，m_2：氢氟酸处理前坩埚加残渣质量，g；m_1：经氢氟酸处理后坩埚加残渣质量，g；G：粉尘样品质量，g。

【注意事项】

（1）焦磷酸溶解硅酸盐时温度不得超过250℃，否则易形成胶状物。

（2）酸与水混合时应缓慢并充分搅拌，避免形成胶状物。

（3）样品中含有碳酸盐时，遇酸产生气泡，宜缓慢加热，以免样品溅失。

（4）用氢氟酸处理时必须在通风柜内操作，密切注意防止污染皮肤和吸入氢氟酸蒸气造成中毒。

（5）用铂坩埚处理样品时，过滤沉渣必须洗至无磷酸根反应，否则损坏铂坩埚。磷酸根检验方法如下：

1）原理：磷酸根与钼酸铵在pH=4.1时，用抗坏血酸还原生成蓝色。

2）试剂：①酸盐缓冲溶液（pH=4.1）：0.025mol/L乙酸钠溶液与0.1mol/L乙酸溶液等体积混合；②1%抗坏血酸溶液（保存于冰箱中）；③钼酸铵溶液：取钼酸铵2.5g溶于100ml的0.05mol/L硫酸中（临用时配制）。

3）检验方法：分别将试剂②和③用试剂①稀释10倍，取滤过液1ml加上述稀释试剂各4.5ml混匀，放置20min，如有磷酸根离子则显蓝色。

（6）本法为基本方法（检出限为0.018mg），采用其他方法时，必须以本法为基准。

附件6

尘肺X线胸片阅读

尘肺诊断应根据可靠的生产性粉尘接触史和生产场所职业卫生调查资料，以技术质量合格的X线后前位胸片表现为主要依据，在排除其他肺部类似疾病后，对照尘肺诊断标准片，依据国家《尘肺病诊断标准》（GBZ70）作出分期诊断。

【目的要求】

（1）掌握尘肺的诊断标准，尘肺X线胸片的分级标准。

（2）熟悉尘肺X线胸片阅读方法。

【读片要求】

阅片时应取坐位，观片灯箱的位置要适当，一般置于读片者眼前25cm（利于观察小阴影）至50cm（利于观察全胸片）处；读片时应以胸片拍摄时间先后顺序观察比较影像学的动态变化，仅有一张胸片不宜做出确诊；读片时必须参照标准片，一般应将需诊断的胸片放在灯箱的中央，标准片放置两旁；观片灯至少为3联灯箱，最好为5联。读片时最低亮度不低于3000CD，亮度均匀度（亮度差）小于15%；读片室内应安静，无直接的其他光线照射到观片灯上。

【胸片质量】

1. 基本要求

（1）必须包括两侧肺尖和肋膈角，胸锁关节基本对称，肩胛骨阴影不与肺野重叠。

（2）日期、片号及其他标志应分别置于两肩上方，排列整齐，清晰可见，不与肺野重叠。

（3）X线胸片无伪影、漏光、划痕、水渍、污染及体外物影像。

2. 解剖标志显示

(1) 两肺纹理清晰、边缘锐利并延伸到肺野外带。

(2) 心缘及横膈面成像锐利。

(3) 两侧侧胸壁从肺尖至肋膈角显示良好。

(4) 气管、隆突及两侧主支气管轮廓可见,并可显示出胸椎轮廓。

(5) 心后区肺纹理可以显示。

(6) 右侧膈顶一般位于第 10 后肋水平。

3. 光密度 上中肺野最高密度应在 1.45~1.75;膈下光密度<0.28;直接曝光区光密度>2.50。

【胸片质量分级】

(1) 一级片(优片):完全符合胸片质量要求。

(2) 二级片(良片):不完全符合胸片质量要求,但尚未降到三级片。

(3) 三级片(差片):有下列情况之一者,均属三级片,不能用于尘肺的初诊。

1) 不完全符合胸片基本要求,其缺陷影响诊断区域面积之和在半个肺区至 1 个肺区之间。

2) 两侧肺纹理不够清晰锐利,或局部肺纹理模糊,其影响诊断区域面积之和在半个肺区至 1 个肺区之间。

3) 两侧肺尖至肋膈角的侧胸壁显示不佳,气管轮廓模糊,心后区肺纹理难以辨认。

4) 吸气不足,右侧膈顶位于第 8 后肋水平。

5) 胸片偏黑,上中肺区最高光密度在 1.85~1.90;或胸片偏白,上中肺区最高光密度在 1.30~1.40;或灰雾度偏高,膈下光密度在 0.40~0.50;或直接曝光区光密度在 2.20~2.30。

(4) 四级片(废片):胸片质量达不到三级片者为四级片,不能用于尘肺诊断。

【尘肺 X 线胸片分级】

1. 肺区划分方法 将肺尖至膈顶的垂直距离等分为三,用等分点的水平线把每侧肺野各分为上、中、下三个肺区。

2. 小阴影 指肺野内直径或宽度不超过 10mm 的阴影。

(1) 形态和大小:小阴影的形态可分为圆形和不规则形两类,按其大小各分为三种;小阴影的形态及大小以标准片所示为准。

1) 圆形小阴影以字母 *p*、*q*、*r* 表示:*p*:直径最大不超过 1.5mm;*q*:直径大于 1.5mm,不超过 3mm;*r*:直径大于 3mm,不超过 10mm。

2) 不规则形小阴影以字母 *s*、*t*、*u* 表示:*s*:宽度最大不超过 1.5mm;*t*:宽度大于 1.5mm,不超过 3mm;*u*:宽度大于 3mm,不超过 10mm。

3) 记录方法:阅读胸片时应记录小阴影的形态和大小。胸片上的小阴影几乎全部为同一形态和大小时,将其字母符号分别写在斜线的上面和下面,例如:*p/p*、*s/s* 等;胸片上出现两种以上形态和大小的小阴影时,将主要的小阴影的字母符号写在斜线上面,次要的且有相当数量的另一种写在斜线下面,例如:*p/q*、*s/p*、*q/t* 等,见表 3-15。

(2) 密集度:指一定范围内小阴影的数量。小阴影密集度的判定应以标准片为准。读片时应首先判定各肺区的密集度,然后确定全肺的总体密集度。

1) 四大级分级:密集度可简单地划分为四级,即 0、1、2、3 级。①0 级:无小阴影或甚少,不足 1 级的下限;②1 级:有一定量的小阴影;③2 级:有多量的小阴影;④3 级:有很多量的小阴影。

2）十二小级分级：小阴影密集度是一个连续的渐变的过程，为客观地反映这种改变，在四大级地基础上再把每级划分为三小级，即 0/-、0/0、0/1、1/0、1/1、1/2、2/1、2/2、2/3、3/2、3/3、3/+。记录方法如下：将胸片与标准片比较，若其小阴影密集度与标准片相似，则记录为 1/1、2/2、3/3。若其小阴影密集度较标准片所示稍多或稍少，则按实际表现记录，例如：2/1 或 2/3，前者含义是密集度属 2 级，但其密集度较标准片 2/2 所示小阴影稍少，故 1 级也应认真考虑；后者含义是密集度属 2 级，但较标准片 2/2 所示的小阴影稍多，因此，3 级也应认真考虑。

3）分布范围及总体密集度判定方法：

a. 判定肺区密集度要求小阴影分布至少占该区面积的三分之二。

b. 小阴影分布范围是指出现有 1 级密集度（含 1 级）以上的小阴影的肺区数。

c. 总体密集度是指全肺内密集度最高的肺区的密集度。

3. 大阴影　指肺野内直径或宽度大于 10mm 以上的阴影。

4. 小阴影聚集　指局部小阴影明显增多聚集，但尚未形成大阴影。

5. 胸膜斑　系指除肺尖部和肋膈角区以外的厚度大于 5mm 的局限性胸膜增厚，或局限性钙化胸膜斑块。

接触石棉粉尘，胸片表现有总体密集度 1 级的小阴影，分布范围达到 1 个肺区或小阴影密集度达到 0/1，分布范围至少达到 2 个肺区，如出现胸膜斑，可诊断为石棉肺壹期；胸片表现有总体密集度 1 级的小阴影，分布范围超过 4 个肺区，或有总体密集度 2 级的小阴影，分布范围达到 4 个肺区，如胸膜斑已累及部分心缘或膈面，可诊断为石棉肺贰期；胸片表现有总体密集度 3 级的小阴影，分布范围超过 4 个肺区者，如单个或两侧多个胸膜斑长度之和超过单侧胸壁长度的二分之一，或累及心缘使其部分显示蓬乱，可诊断为石棉肺叁期。

6. 附加符号　bu（肺大泡）；ca（肺癌和胸膜间皮瘤）；cn（小阴影钙化）；cp（肺心病）；cv（空洞）；ef（胸腔积液）；em（肺气肿）；es（淋巴结蛋壳样钙化）；ho（蜂窝肺）；pc（胸膜钙化）；pt（胸膜增厚）；px（气胸）；rp（类风湿性尘肺）；tb（活动性肺结核）。

表 3-15　胸片读片记录表

单位＿＿＿＿＿＿　姓名＿＿＿＿＿＿　男　女

读片日期					
累计工龄					
摄片日期					
片号					
胸片质量					
小阴影	形态大小				
	总体密集度				
	范围				
小阴影聚集					

续表

大阴影	小于右上肺区				
	大于右上肺区				
胸膜病变	局部增厚				
	弥漫增厚				
	胸膜钙化				
	心缘蓬乱				
附加符号					
诊断					
读片人签字					

（邢　杰）

实验三　公共场所环境质量调查与评价

一、核心知识点

（一）公共场所的概念

公共场所（public place）是人类生活环境的组成部分之一，是公众从事各种社会活动的场所。公共场所是在自然环境或人工环境的基础上，根据公众生活活动和社会活动的需要，设置由人工建成的具有多种服务功能的封闭式（如宾馆、展览馆、电影院等）和开放式（如公园、体育场等）的公共建筑设施，供公众进行学习、工作、旅游、度假、娱乐、交流、交际、购物、美容等活动的临时性生活环境。

（二）公共场所的卫生学特点

从卫生学角度看，公共场所的主要特点是：人群密集，流动性大，易混杂各种污染源。设备及物品供人群重复使用，易造成沾污。健康与非健康个体混杂，造成疾病特别是传染病的传播。

（三）公共场所卫生研究的内容

公共场所卫生涉及环境卫生学的许多领域，包括空气卫生、饮水卫生、室内卫生以及噪声、采暖、公共用品等卫生问题。公共场所卫生就是应用环境卫生学的理论和技术，研究自然的或人为的各种公共场所存在的环境卫生问题，阐明其对公众健康所产生影响，提出加以利用和改善的科学依据，制订公共场所的卫生标准和卫生要求，拟定改善公共场所环境应采取的卫生措施与管理监督措施，预防和控制疾病，保障公众健康。

（四）公共场所的分类

我国公共场所种类很多，根据国务院1987年4月1日发布的《公共场所卫生管理条例》（以下简称《条例》）规定，目前能依法进行卫生监督的公共场所共7类28种：

（1）住宿与交际场所（8种）：宾馆、饭馆、旅店、招待所、车马店、咖啡馆、酒吧、茶座。

(2) 洗浴与美容场所(3种):公共浴室、理发店、美容店。

(3) 文化娱乐场所(5种):影剧院、录像厅(室)、游艺厅(室)、舞厅、音乐厅。

(4) 体育与游乐场所(3种):体育场(馆)、游泳场(馆)、公园。

(5) 文化交流场所(4种):展览馆、博物馆、美术馆、图书馆。

(6) 购物场所(2种):商场(店)、书店。

(7) 就诊与交通场所(3种):候诊室、候车(机、船)室、公共交通工具(汽车、火车、飞机和轮船)。

除上述7大类28种外,银行营业大厅、证券交易厅、展销厅、会议中心、网吧、老年人活动中心、儿童活动中心、殡仪馆等也都属于公共场所。近年来公共场所向多功能综合性发展,如商城(集市)、娱乐城、迪斯尼乐园、旅游景点群等都是公共场所。

我国幅员辽阔、民族风俗习惯各异、社会经济发展水平差异较大,即便是同一地区或城市,不同阶层人群的经济收入、消费需求、生活方式也各不相同,因此各种公共场所的档次也很悬殊,特色和品味各有不同,卫生学上的要求也不能千篇一律。

公共场所卫生工作的核心是:创造良好、方便、舒适和卫生的生活环境,预防疾病,保障公众健康。根据《条例》规定,7类28种公共场所的空气和微小气候、水质、采光和照明、噪声、顾客用具和卫生设施等均应符合卫生部和国家技术监督局1996年颁布的《公共场所卫生标准》。

二、实验目的

(一) 学习目标

掌握公共场所环境质量调查常选用的测定指标及常用的检测方法,掌握如何进行数据统计和结果评价;熟悉如何撰写调查报告。

(二) 知识能力要求

通过调查可以了解公共场所环境质量状况,并与国家有关"公共场所卫生标准"相比较,对公共场所环境质量状况作出评价。通过变单一性、验证性实验为综合性实验,更好地培养学生综合分析、解决实际问题的能力以及进行初步科学研究的能力。

三、实验内容与安排

(一) 实验内容

首先让学生通过查阅有关公共场所环境质量调查与评价的国内外研究现状、水平和发展趋势,确定常选用的测定指标及检测方法,然后将学生分组,每组同学负责掌握几种仪器使用方法及相应测定指标的测定。经预试验后到各公共场所(影剧院、音乐厅、舞厅、酒吧、咖啡厅、医院候诊室、车站候车室、商场等)进行空气质量现场调查和监测,最后进行数据统计、结果评价及撰写调查报告。

(二) 内容安排

(1) 通过查阅资料,确定测定指标及检测方法,制定技术路线及实验进度。

(2) 学生分组协作,经预试验后到各公共场所进行空气质量现场调查和监测。

(3) 公共场所环境质量调查常选用的测定指标主要有气温、气湿、气流、气压、CO_2、CO、甲醛、可吸入尘(IP)、空气细菌数、噪声及照度等。可根据各公共场所的评价标准来确定。各检测指标的常用检测方法见附件一。

(4) 布置采样点:每一公共场所可按 5 点法设置采样点,每个点每个指标(除空气细菌数、噪声外)至少应测取 10 个以上数据。空气细菌数采样每个采样点采集 3 个样品。噪声测定每个采样点读取 200 个连续 A 声级值(间隔 5 秒读一数值)。

四、实验结果与评价

(1) 将各指标所测数据进行统计分析,各公共场所监视结果分别用表 3-16 列出。以我国"公共场所卫生标准"作为评价依据,计算超标率,作出评价。对各公共场所出现超标的指标,分析其可能的超标原因。

表 3-16 ×××室内环境质量调查结果

指标	样本数(n)	均数($\bar{x}$)	标准差(s)	超标数	超标率(%)
温度(℃)					
相对湿度(%)					
风速(m/s)					
CO_2(%)					
CO(mg/m^3)					
甲醛(mg/m^3)					
IP(mg/m^3)					
空气细菌数(个/皿)					
噪音(Leg,dB)					
照度(lx)					

(2) 撰写调查报告:调查报告按照一般论文的格式和要求进行撰写,通过调查报告的撰写,学会论文的基本写作方法。

五、实验相关资料

附件 1

常用的测定指标及检测方法

(一) 气温及相对湿度的测定

(1) 测定仪器:TY-9700 数字温湿度计。

(2) 技术指标

1) 测量范围:温度-40~60℃,湿度 10%~95%RH。

2) 准确度:温度±0.8℃,湿度±3%RH(30%~95%RH)。

3) 电源:一节 9V 电池(电池寿命约 50h)。

(3) 使用前准备

1) 打开温湿度计背面的电池盖,装上 9V 电池。

2）电池电压低于 5V 时，LCD 显示“LOBAT”，应更换一新电池。

（4）操作步骤

1）按 ON/OFF 键，打开电源。

2）TEMP（温度）灯不亮，显示湿度，按下“TEMP/%RH”键，TEMP 灯亮，显示温度。

3）按下 HOLD 键，交替进入或退出保持状态。（HOLD 灯亮，显示值保持不变，HOLD 灯灭，重新显示检测值。）

4）检测完毕后按下“ON/OFF 键”，关闭电源。

（5）备注

1）本仪器用温湿度传感器感知温湿度。

2）校准电位器 CAL，湿度校准时调节此电位器。

（二）风速测定

（1）测定仪器：TY-9900 数字微风仪。

（2）工作原理：本仪器由探头和测量仪表两部分组成，探头直接暴露在空气中，用传感器阻值的变化反映风速的变化，经过电路处理，由仪器表头显示。

（3）技术指标

1）测量范周：0.05～5m/s。

2）电源：镍氢可充电电池。

3）工作环境：5～45℃。

（4）使用方法

1）调零：每次使用前先调零。将探头外保护套旋下。打开电源开关，经 1min 预热后，仪器稳定，显示为 0.00，若不在 0 点，可调整仪器前面板上的调零电位器，直到显示为 0.00。

2）测量：拉开探头拉杆，将探头保护套旋开，露出探头，即可读数，用后随时关掉电源开关，将探头杆退回套管。

（三）空气中二氧化碳测定

（1）测定仪器：TY-9800A 二氧化碳分析仪。

（2）工作原理：CO_2对特定波长的红外线（4.26μm）有强烈吸收，吸收值与 CO_2浓度呈线性关系。

（3）技术指标

1）测量范围：0～0.5%（即 5000ppm）。

2）最小检测量：0.001%（即 10ppm）。

3）校准周期：5 年。

4）电源 21.6V 镍镉电池供电，充电 8～16h，仪器可连续使用 3h 以上。

（4）操作方法

1）按下电源开关。

2）等待约 1min 仪器显示稳定即可读数。

3）直接读数为 ppm 值。

（5）备注

1）环境湿度过大会影响测定结果。

2）标准气校准：由厂家进行，根据需要每 1～2 年校准一次。

(四) 空气中一氧化碳测定

(1) 测定仪器:TY-9500 一氧化碳分析仪。

(2) 工作原理:使用高可靠性的小型电化学传感器,检测空气中 CO 浓度。CO 催化传感器内部的化学反应,传感器的输出电流与 CO(催化剂)的含量成正比。

(3) 技术指标

1) 测量范围:0~199. 9ppm。

2) 最小读数:0. 1ppm。

3) 准确度:±2% FS。

4) 电源:一节 9V 积层电池。

(4) 使用方法

1) 仪器调零:按 ON/OFF 键打开仪器电源,待显示稳定后进行调零。用手指按住传感器的进气口(约 1mm 直径)。传感器内的 CO 全部反应后(几秒至几十秒),仪器显示下降到最低,然后逐渐上升。记下转折点数值 K(可能是正值,也可能是负值),放开按住传感器的手指。待仪器稳定(约 1min)后,调整 ZERO 电位器。若 K 是正值,调整 ZERO 使仪器显示值减少 K,若 K 是负值,调整 ZERO 使仪器显示值增大 K。

2) 测量:调零完成后,将仪器放到要检测的环境中,即可得到要检测的 CO 数据。测定值单位为 ppm,用下式可换算为 mg/m³单位:

$$\mathrm{mg/m^3}=\frac{\mathrm{ppm}\times M}{22.4}(M\text{ 为 CO 分子量},M=28)$$

调零后 1h 内没有关机,或关机后 1h 内再次开机检测,不需重新调零。

(5) 备注

1) 当电池电压低于 5V 时,在显示屏的左上角会出现“LOBAT”,这时需更换一节新电池(碱性电池)。

2) 仪器校准一般一年进行一次,校准前先调零,然后给仪器通 CO 标准气,通气流量为每分钟 0. 5L。如果仪器显示值与标准气间的差值超过±2%,调整 CAL 电位器使显示值达到准确度要求。

(五) 空气中甲醛浓度的测定

(1) 测定仪器:INTERSCAN4160 数字便携式甲醛分析仪。

(2) 工作原理:INTERSCAN 电压型传感器,是一种电化学气体检测器。样气的气体分子被吸收到电化学敏感电极,经过扩散介质后,在适当的敏感电极电位下气体分子发生电化学反应,这一反应产生一个与气体浓度成正比的电流,这一电流转换成电压值并送至仪表读数。

(3) 使用方法

1) 检查电池

a.测试可充电电池状况:把功能开关置于 BAT. TEST“A”,测试镍-镉电池状况,这组电池向泵及报警供电。如电量充足,则在显示板上显示高于 1. 00 的值,如低于 1. 00 则需要充电。

b.测试 2 号碱性电池状况:把功能开关置于 BAT. TEST“B”,测试碱性电池状况,此电池向传感器供电。为保障仪器正常工作,最好在显示板显示值低于 1. 00 之前替换电池。(二

个“C”号碱性电池，放在右边的铰链门处，极性标在电池盒上的门上，更换电池后仪器需放置 12~24h）

2）仪器调零：仪器在采样前必须加装采气管并在现场调零。

a.加装采气管：将过滤器（过滤器内装活性炭）两头的小红帽去除（用完后，需将小红帽再盖严）。取出由两个不同管径软管连成的管子，将粗的一端接过滤器的任意一端，将细的一端接到采气管上，采气管与仪器背面的进气口相接。（采气管的软管端在拔出仪器背面的进气口时，需按住进气口处灰色的圆形卡子，再向外拔管）

b.现场调零：将功能开关置于 SAMPLE（取样）模式下，现场空气经过滤器过滤，当仪器指示值稳定时，用调零旋钮调零。

3）测量：仪器调零后，取下过滤器，仪器上读数即为现场的甲醛浓度（ppm）。（可用公式 $mg/m^3=\frac{ppm \cdot M}{22.4}$，将测定结果值 ppm 换算成 mg/m^3，其中 M 为甲醛 HCHO 的分子量，$M=30$）

4）充电：将充电器连到仪器的背面，充电时间为 16h，充电完成后仪器可连续使用 2h。充电时功能开关应被置于“OFF”处。（仪器没有显示时，请更换碱性电池）

（4）备注：空气中甲醛浓度测定也可采用“乙酰丙酮光度法”“变色酸光度法”等方法。

（六）空气中可吸入尘（IP）测定

（1）测定仪器：P-5 型数字粉尘仪（北京市新技术应用研究所生产）。

（2）工作原理：给暗室里的浮游粉尘照光时，在粉尘性质一定的条件下，粉尘的散射光强度与其质量浓度呈正比。本仪器应用这一原理把浮游粉尘的相对质量浓度用散射光的脉冲计数值显示出来，从而免去了滤膜采样器的繁冗操作。本仪器相对质量浓度单位为每分钟的脉冲计数值（count per minute，CPM）。

（3）使用方法

1）按下 Power 键，液晶显示 0000，再按 BATT 键，表头指针在双红线范围内表示电量充足。

2）将选择旋钮指向灵敏度调整（SENSI. ADJ）位置，预热 3~5min。按 START/STOP 键，使计数器读数。对照检验表 S 值为 730CPM（不同仪器 S 值不同），用小起子插入小微调孔槽内轻轻转动调整，使计数器读数值与检验表 S 值相差在±3CPM 以内即可（时间设定钮设定为 1min）。

3）调整好灵敏度后，再将选择电钮指向测量（MEASURE）位置，同时按下风扇（FAN）键。

4）将时间设钮设定为 1min（如选择其他时间设定钮，应换算成 1min）。

5）按开始/停止键（START/STOP），自动进行 1min 计数。

6）用下面公式将所测粉尘相对质量浓度（CPM）转换成质量浓度（mg/m^3）：粉尘质量浓度（mg/m^3）=（R － B）k，式中 R：粉尘仪测定值（CPM）；B：基底值（仪器检验表记载值，B=2CPM）；k：质量浓度转换系数为 0.01（1CPM=0.01mg/m^3）。

7）充电：连续 15h 充电或两次 8h 充电。按 BATT 键时，表头指针在红线（短的）左端附近就不可使用，应给电池充电。9 个镍-镉（Ni-Cd）充电电池充电后，可连续使用 12h。

（七）空气中细菌的测定—沉降法

（1）原理：空气中附着在尘埃或飞沫小粒上的细菌，经过一段时间，可自然沉降于培养基表面上，经培养后可计数其生长的菌落数。

（2）仪器与设备：高压蒸汽灭菌器、电热恒温干燥箱、恒温培养箱、玻璃平皿（置于电热恒温干燥箱中 160℃灭菌 2h）。

（3）试剂与材料：营养琼脂培养基。

1）成分：蛋白胨 10g、牛肉浸膏 3g、氯化钠 5g、磷酸二氢钠 1g、琼脂 15 ~ 20g、蒸馏水 1000ml。

2）制法：将上述成分混合后，加热溶解。调节 pH 为 7.8~8.0。过滤除去沉渣，分装于三角烧瓶中，经 121℃、103kPa 高压蒸汽灭菌 20min，然后倾注适量（15~20ml）于已灭菌的平皿内，制成营养琼脂平板备用。应保持培养基表面干燥，若当天不用，应置电冰箱内冷藏保存。

（4）采样与测定方法

1）将营养琼脂平板置于各采样点距地面 1.2~1.5m 高度，将平皿盖揭开，使平皿内营养琼脂培养基表面暴露于空气中 5min，盖上皿盖，将平皿倒置，置于 37℃恒温培养箱中培养 24h。

2）计数营养琼脂培养基表面上所生长的菌落数。

（八）公共场所噪声测定方法

（1）测定仪器：精密声级计或普通声级计。声级计每年应校验 1~2 次。在测量前，要对使用的传声器进行校准，并检查声级计的电池电压是否足够。

（2）测量方法

1）仪器设置：测量时声级计或传声器可以手持，也可以固定在三脚架上，使传声器指向被测声源，为了尽可能减少反射影响，要求传声器离地面高 1.2m，与操作者距离 0.5m 左右，距墙面和其他主要反射面不小于 1m。

2）布点要求：较大的公共场所（大于 $100m^2$）距声源（或一侧墙壁）中心划一直线至对侧墙壁中心，在此直线上取均匀分布的三点为监测点；较小的公共场所（小于 $100m^2$）在室中央取一点为监测点。

3）读数方法：稳态与似稳态噪声用快挡读取指示值或平均值；周期性变化噪声用慢挡读取最大值并同时记录其时间变化特性；脉冲噪声读取峰值和脉冲保持值；无规则变化噪声用慢挡。每隔 5s 读一个瞬时 A 声级，每个测量点要连续读取 100 个数据代表该测点的噪声分布。

4）测量时间：文化娱乐场所、商场（店），测定营业前 30min、营业后 30min、营业结束前 30min 的噪声 A 声级；旅店业、图书馆、博物馆、美术馆、展览馆、医院候诊室、公共交通等候室、公共交通工具均在营业后 60min 测定。

（3）数据记录与处理

1）数据记录：测量数据一般直接由声级计或其他测量仪器读出，读数的方法为：每隔 5s 读一个瞬时 A 声级，每个测量点要连续读取若干个数据值，记录于环境噪声测量数据表中，读数时还应判断主要噪声来源。

2）评价值：在公共场所噪声标准中，规定用等效声级 L_{Aeq} 作为评价值；用累积百分声级

L_{10}、L_{50}、L_{90}作为分析依据。对于公共场所的一般性卫生监测，可分别求出各点的 L_{50}，然后进行合成或计算平均值作为公共场所噪声的判定依据。

3）数据处理：累积百分声级 L_N的计算方法为：将在规定时间内测得的所有瞬时 A 声级数据（例如 100 个数据），按声级的大小顺序排列并编号（由大到小），则第一个 L_1就是最大值。第 10 个值 L_{10}表示在规定时间内有 10% 的时间的声级超过此声级，它相当于在规定时间内噪声的平均峰值；L_{50}为第 50 个数据，表示在规定时间内有 50% 的时间的声级超过此声级，它相当于在规定时间内噪声的平均值；L_{90}为第 90 个数据，表示在规定时间内有 90% 的时间的声级超过此声级，它相当于在规定时间内噪声的背景值。

等效声级 L_{Aeq}的计算方法为：

$$\mathrm{L}_{Aeq} = 10\lg\left(\sum_{i=1}^{n} 10^{0.1}L_{Ai}\right) - 10\lg n$$

式中，n 为在规定的时间 T 内采样的总数，$n = T/\Delta t$；Δt 为采样测量的时间间隔，s；L_{Ai}为第 i 次测量的 A 声级，dB。

由于环境噪声标准中都用 A 声级，故如不加说明，则等效声级就是等效（连续）A 声级，并常简单地用符号 L_{eq}表示。

当 $n = 100$ 时，则等效声级表示如下式：

$$L_{Aeq} = 10\lg\left(\sum_{i=1}^{n} 10^{0.1}L_{Ai}\right) - 20$$

如果数据 L_{Ai}遵从正态分布，则等效声级可用以下公式近似计算：

$$L_{Aeq} = L_{50} + \frac{d^2}{60}$$

式中，d 为 L_{10}与 L_{90}之差。

噪声的测量结果用等效声级 L_{Aeq}来表示，该点的噪声水平用累积百分声级的 L_N表示其声级的分布。

（九）照度测定

（1）仪器型号：ST-85 型自动量程照度计。

（2）测定点的确定

1）整体照明：在无特殊要求的公共场所中，测定面的高度为地面以上 80～90cm。一般大小的房间各取 5 个点（每边中点和室中心各 1 点）。影剧院、商场等大面积场所的测量可用等距离布点法，一般以每 $100m^2$布 10 个点为宜。

2）局部照明：在场所狭小或因特殊需要的局部照明情况下，亦可测量其中有代表性的一点。

（3）仪器使用方法

1）将测光探头的光敏面置于待测位置，并将其插头插入读数单元（主仪器）的插孔内，将“保持”键置于右侧，打开电源开关。当量程自动选位稳定后即可直接读数。此时液晶显示屏上所显示的数值乘以 100 即为照度值（单位：lx）。

2）欲将测量数据保持，可将“保持”键拨向左侧“ · ”位置。读数完毕，将“保持”键拨回右侧。

（4）备注

1）开机前和使用后必须将“保持”键置于右侧，否则仪器不能正常工作。

2）当液晶显示屏左上方出现“BATT”字样或“←”符号时，应更换机内电池。

附件 2

1. 文化娱乐场所卫生标准(GB9664-1996),见表 3-17。

表 3-17 文化娱乐场所卫生标准(GB9664-1996)

项目			影剧院、音乐厅、录像厅(室)	游艺厅、舞厅	酒吧、茶座、咖啡厅
温度/℃	有空调装置	冬季	>18	>18	>18
		夏季	≤28	≤28	≤28
相对湿度/%	有中央空调装置		40~65	40~65	40~65
风速/(m/s)	有空调装置		≤0.3	≤0.3	≤0.3
二氧化碳/%			≤0.15	≤0.15	≤0.15
一氧化碳/(mg/m³)			—	—	≤10
甲醛/(mg/m³)			≤0.12	≤0.12	≤0.12
可吸入颗粒物/(mg/m³)			≤0.20	≤0.20	≤0.20
空气细菌数					
a. 撞击法/(CFU/m³)			≤4000	≤4000	≤2500
b. 沉降法/(个/皿)			≤40	≤40	≤30
动态噪声/dB(A)			≤85	≤85(迪斯科舞厅≤95)	≤55
新风量/[m³/(h.p)]			≥20	≥30	≥10

2. 医院候诊室卫生标准(GB9671-1996),见表 3-18。

表 3-18 医院候诊室卫生标准

项目	标准值	项目	标准值
温度/℃ 有空调装置	18~28	可吸入颗粒物/(mg/m³)	≤0.15
无空调采暖地区冬季	≥16	空气细菌数	
风速/(m/s)	≤0.5	a. 撞击法/(CFU/m³)	≤4000
二氧化碳/%	≤0.10	b. 沉降法/(个/皿)	≤40
一氧化碳/(mg/m³)	≤5	噪声/dB(A)	≤55
甲醛/(mg/m³)	≤0.12	照度/lx	≥50

3. 商场(店)、书店卫生标准(GB9670-1996),见表 3-19。

表 3-19 商场(店)、书店卫生标准

项目	标准值	项目	标准值
温度/℃		甲醛/(mg/m³)	≤0.12
有空调装置	18~28	可吸入颗粒物/(mg/m³)	≤0.25
无空调采暖地区冬季	≥16	空气细菌数	
相对湿度/%		a. 撞击法/(CFU/m³)	≤7000
有空调装置	40~80	b. 沉降法/(个/皿)	≤75
风速/(m/s)	≤0.5	噪声/dB(A)	≤60
二氧化碳/%	≤0.15		出售音响设备的柜台≤85
一氧化碳/(mg/m³)	≤5	照度/lx	≥100

4. 公共交通等候室卫生标准(GB9672-1996),见表3-20。

表3-20　公共交通等候室卫生标准(GB9672-1996)

项目	候车室和候船室	候机室
温度/℃		
空调　冬季	18~20	18~22
夏季	24~28	24~28
无空调采暖地区冬季	>14	≥16
相对湿度/%	—	40~80
风速/(m/s)	≤0.5	≤0.5
二氧化碳/%	≤0.15	≤0.15
一氧化碳/(mg/m^3)	≤10	≤10
甲醛/(mg/m^3)	≤0.12	≤0.12
可吸入颗粒物/(mg/m^3)	≤0.25	≤0.15
空气细菌数		
a. 撞击法/(CFU/m^3)	≤7000	≤4000
b. 沉降法/(个/皿)	≤75	≤40
噪声/dB(A)	≤70	≤70
照度/lx	≥60	≥100

(唐云锋)

实验四　生活饮用水细菌学检测

一、核心知识点

(一) 生活饮用水细菌学检测意义

水中微生物大多数为非致病性的,少部分是致病性的。为了保证生活饮用水的卫生质量,应对饮用水进行细菌学检测。由于水中致病菌含量少,而且检测难度较大,因此,一般首先检测指标微生物,必要时才对各种致病菌逐一检测。所谓指示微生物是指根据不同目的,选择有代表性的一种或一类微生物,对检测、研究对象中的该微生物状态进行定性或定量描述,并赋予其特定的标志意义。指示微生物在污水和饮用水处理、环境监测、产品质量控制、消毒灭菌、卫生监督等领域应用广泛,最常使用的指标有菌落总数检测和总大肠菌群检测,前者用于评价被检样品的一般卫生微生物学质量,即微生物污染程度和安全性;后者常用于推断样品被人、畜粪便污染程度,及被肠道致病菌污染的可能性。

(二) 水中菌落总数检测

菌落总数是指被检样品在单位重量(g)、容积(ml)、表面积(cm^2)或体积(m^3)内,所含有的能在某种培养基上经一定条件培养后所生长的微生物菌落总数。水中菌落总数往往同水体受有机物污染的程度呈正相关。可采用标准平皿计数法对水样中细菌做计数。该法是根据在固体培养基上形成的一个菌落是由一个单细胞繁殖而成的肉眼可见的子细胞群体这一微生物的培养特征而设计的一种计数方法。将样品进行不同倍数稀释,使微生物分散并以单细胞存在,再用一定量的稀释液涂布于平板上,培养后,每一个活细胞即能形成一个菌落。统计菌落的数目,根据稀释的倍数及取样接种量即可换算出样品中的含菌数。平板菌落计数法可用于测定单细胞或单孢子微生物菌液的浓度,成品检验和水质检查。现在倾向用菌落形成单位(colony-forming units,cfu)来表示样品的活菌含量。cfu是指在活菌培养计数时,由单个菌体或聚集成团的多个菌体在固体培养基上生长繁殖所形成的集落,以其表达活菌的数量。

(三)水中总大肠菌群检测

水中的病原菌多数来源于病人和病畜的粪便。由于大肠菌群在粪便中数量大,在体外存活时间与肠道致病菌相近,且检验方法比较简便,因此一般采用测定大肠菌群或大肠杆菌的数量来作为水被粪便污染的标志。如果水中总大肠菌群数超过国家标准,则应进一步检验大肠埃希氏菌或耐热大肠菌群;水样中未检出总大肠菌群,不必检验大肠埃希氏或耐热大肠菌群。检测结果阳性,说明此水已被粪便污染,并有可能含有病原菌。

二、实验目的

(1)掌握水中菌落总数、水中总大肠菌群检测的基本原理和意义;熟悉水样的采集与送检要求,熟悉菌落总数、总大肠菌群检测的全过程和具体操作方法;了解发酵法测定总大肠菌群试验的特点、使用范围及注意事项。

(2)通过检测生活饮用水中菌落总数和总大肠菌群数的过程,掌握生活饮用水细菌学评价指标、评价标准及评价意义,从而培养学生对细菌学污染知识的认识,为以后开展卫生检验工作打下良好的微生物学基础。

三、实验内容与安排

(一)实验内容

(1)不同采样点水中菌落总数和总大肠菌群检测。

(2)对不同采样点水样的细菌学指标进行评价。

(二)实验安排

(1)确定水样监测地点:不同来源的生活饮用水及其相应水源水2~4处。

(2)学生分组:每班分4大组,分属于不同的采样点,每一大组又分为2小组,平行检测同一来源的监测点水样细菌学指标。

(3)水样采集:可根据卫生微生物学的相关理论,严格按照水样采集和送检要求采集和送检水样,整个采样过程要确保水样不被污染,并有代表性。

(4)水样细菌学指标检测:按照生活饮用水细菌学检测方法自行准备检测所需材料及灭菌物品,并严格按照操作方法进行检测。

(5)报告撰写及分析评价:参照生活饮用水国家标准评价采样点水的细菌学质量。并完成各个部分的讨论及书面报告的撰写。

四、实验结果与评价

（1）对检测的数据进行归纳整理后，制成统计表格，表格中应列出检测时间、地点、菌落总数（cfu/ml）、总大肠菌群数（MPN/100ml 或 cfu/100ml）、评价内容和检验人员等信息。以我国相关的水质国家标准作为评价依据，评价采样点水质的细菌学质量，并对实验结果做适当的描述。

（2）对水源水，要结合周边的现场环境、主要的污染来源等进行综合性分析与评价，并提出有针对意义的改进建议，形成一份规范的项目报告《××水源水细菌学评价报告》。

（3）评价参见国家标准：GB5749-2006 生活饮用水卫生标准，地表水环境质量标准（GB3838-2002），GBT14848-93 地下水质量标准。（注：如果有更新版本的国家标准，请以最新版本为准）。

五、实验相关资料

（一）相关实验资料

（1）附件 1：水中菌落总数检测。

（2）附件 2：水中总大肠菌群检测（方法Ⅰ——发酵法）。

（3）附件 3：水中总大肠菌群检测（方法Ⅱ——滤膜法）。

附件 1

水中菌落总数检测

1. 仪器设备及实验材料　恒温培养箱、营养琼脂培养基，无菌生理盐水、1ml、10ml 无菌移液管、无菌培养皿、无菌采样瓶等。

2. 操作步骤

（1）水样的采集与送检：①供卫生细菌学检验用的采样瓶事先必须洗净，瓶口包扎进行灭菌，并需保证在装运、保存过程中不受污染。②在采自来水水样时，先用酒精灯或煤气灯将水龙头烧灼消毒，然后将水龙头完全打开，放水 5～10min，以排除管道内的贮存水后再采水样。经常使用的水龙头放水 1～3min 即可采集水样。采水样为瓶容量的 80% 左右，以便在检验时可充分振摇混匀水样。③收集含余氯的水样时，采样瓶灭菌前按每采 500ml 水样加入 1.5% 硫代硫酸钠溶液 2ml 的量预先加入采样瓶内，然后在 101.3kPa 下高压灭菌 20min，用于采样后中和水样中的余氯，终止余氯的后续杀菌作用。④取江、河、湖、水库等水源的水样时，应选择有代表性的地点及水质可疑的地方，一般应在距水面 10～15cm 深处取样。采集具有抽水设备的井水，应先抽水约 5min，除去管线中贮留的水。⑤采得水样后应立即记录水样名称、地点、时间等项目，并从速检验，一般从采集到检验不应超过 2h。条件不允许立即检验时，应存于冰箱，但也不应超过 4h。

（2）水中菌落总数检测方法：①样品稀释液的制备：采集水样，用力振摇水样 20～25 次，使可能存在的细菌凝团得以分散。在无菌条件下，吸取 10ml 水样，注入盛有 90ml 无菌水或生理盐水与三角瓶中，混匀成 10^{-1} 稀释液，按 10 倍稀释法将水样稀释成 10^{-2}、10^{-3}，每个稀释度分别注入两个培养皿中，每皿 1ml。②平板接种培养：采用混合平板培养法计数，每一稀释度同时做 2 个平皿，然后在已加入 1ml 样品的培养皿中分别倒入已融化并冷却至 45～50℃的细菌培养基，立即轻轻转动平板，使菌液与培养基混合均匀，同时另取一个平皿只倾注培养基作空白对照。③待平皿内琼脂冷凝后，翻转平皿，使底面向上，37℃ 培养 24h 后取出，计算平皿内菌落数目，2 个平板中平均菌落数即为 1ml 水样中的菌落总数。

3. 水中菌落总数检测结果计算与报告　计算结果时，应选取菌落数在 30～300cfu 的平板作为总数测定的标准，每个稀释度使用两个平板，应取其平均值。到达规定培养时间，应立即计数，如果不能立即计数，应将平板放置于 0～4℃，但不得超过 24h。如果其中一个平板有较大片状菌落时，不宜采用此平板，仅用没有片状菌落的平板即可。如果全部都有片状菌落，但片状菌落不足平皿面积的一半，其余菌落分布十分均匀，可以计算半个皿后乘以 2 来代表全皿的菌落数。

(1) 如果一个平板在 30～300cfu，另一个不在 30～300cfu，则仅用 30～300cfu 的平板来计数（表 3-21，实例 1）。

(2) 当计数平板内的菌落数过多（即所有稀释度均大于 300cfu 时），但分布很均匀，可取平板的一半或 1/4 计数，再乘以相应倍数，作为该平板的菌落数。

(3) 若有 2 个稀释度其平均菌落数在 30～300cfu，则应按两者菌落数乘以各自稀释倍数后的总数的比值（稀释倍数高的数/稀释倍数低的数）来决定。若其比值小于 2，应报告两个总数的平均数（表 3-21，实例 2）；若其比值大于或等于 2，应报告其中较少的菌落数（表 3-21，实例 3、4）。

(4) 若所有稀释度平均菌落数均大于 300cfu，则应按稀释度最高的评价菌落数乘以稀释倍数报告之（表 3-21，实例 5）。

(5) 若所有稀释度平均菌落数均小于 30cfu，则应按稀释度最低的评价菌落数乘以稀释倍数报告之（表 3-21，实例 6）。

(6)若所有稀释度平均菌落数均不在 30～300cfu，则以最接近 300cfu 或 30cfu 的平均菌落数乘以稀释倍数报告之（表 3-21，实例 7）。

(7) 若所有稀释度均无菌落生长，则以小于 1 乘以最低稀释倍数报告之（表 3-21，实例 8）。

表 3-21　稀释度选择及菌落总数报告方式

实例	各稀释度平均菌落数			两稀释度菌落之比	菌落总数/(cfu/ml)	报告方式/(cfu/ml)
	10^{-1}	10^{-2}	10^{-3}			
1	1 365	164	20	—	16 400	16 000 或 1.6×10^4
2	2 760	295	46	1.6	37 750	38 000 或 3.8×10^4
3	2 890	271	60	2.2	27 100	27 000 或 2.7×10^4
4	150	30	8	2.0	1500	1500 或 1.5×10^3
5	不可计	4650	510	—	510 000	51 000 或 5.1×10^5
6	27	11	5	—	270	2700 或 2.7×10^2
7	不可计	305	12	—	30 500	31 000 或 3.1×10^4
8	0	0	0	—	<1×10	<10

4. 菌落总数检测结果记录与评价　我国《生活饮用水卫生标准》(GB 5749-2006)规定1ml 水中的菌落总数限值为 100cfu,见表 3-22。

表 3-22　菌落总数测定结果记录表

检测时间:
样品名称:
分组:
菌落总数(CFU/ml):
检验者:

5. 注意事项

(1) 实验开始前,首先要将各稀释管、相应平皿做好标记,包括水样名称、稀释度、时间、组别等。

(2) 整个实验过程中要确保无菌操作。进行水样稀释时,更换吸管的顺序是:每支吸管吹打混匀本稀释度水样,并吸取 1ml 水样注入下一支无菌水管后(最好不要插入无菌水中)即弃去;再用新的吸管在下一稀释度重复上述操作。

(3) 应根据实验所测的样品来决定最高稀释度。

(4) 预先加热熔化的琼脂可放入 45℃ 水浴保温。倾入琼脂混匀,放置 30min 冷却后,皿盖朝下,倒置放入温箱培养。

6. 问题与思考

(1) 使用本法是否可测得水样中全部细菌?

(2) 能否根据菌落数多少,判断被检水样致病性强弱?

(3) 如果改变培养基成分、培养时间或培养温度,菌落数或菌落种类是否也随之改变?结果是否具有本实验条件下的卫生学意义?

附件 2

水中总大肠菌群检测(方法Ⅰ——发酵法)

大肠菌群是指一群好氧和兼性厌氧、革兰阴性、无芽孢的杆状细菌,并能在乳糖培养基中,35~37℃条件下,培养 24~48h 能产酸产气。因此,根据大肠杆菌能发酵乳糖产酸产气的特性进行检验,此法称为多管发酵法或称三步发酵法。包括初发酵试验、平板分离和复发酵试验三个部分。结果以最近似数的方法来记录。结果数字是根据概率公式来计算的,有大于实际数字的倾向,在增加每种稀释度的试管重复数后,可减小偏差。

1. 仪器设备及实验材料　恒温培养箱、乳糖蛋白胨培养液,伊红亚甲蓝琼脂(EMB)培养基,乳糖发酵管、显微镜,酒精灯,无菌吸管(10ml、1ml),接种环,载玻片等。

2. 操作步骤

(1) 水样的采集与送检:参见本节附件 1 相关内容。

(2) 菌落总数检测方法:①初发酵试验:在 2 个各装有已灭菌 50ml 3 倍浓缩乳糖蛋白胨培养液的大试管或烧瓶中(内有小倒管),以无菌操作各加入水样 100ml,在 10 支装有已灭菌 5ml 3 倍浓缩乳糖蛋白胨培养液的试管中(内有小倒管),以无菌操作各加入水样 10ml。混合后置于 37℃恒温培养箱培养 24h。如所有乳糖蛋白胨培养管都不产酸产气,则结果为大肠菌群阴性;如有产酸产气者,则继续按下列步骤。②平板分离:经培养 24h 后,将产酸产气及只产酸不产气的发酵管分别接种于品红亚硫酸钠培养基或伊红亚甲蓝培养基上,再置于37℃恒温箱内培养18~24h,挑选符合下列特征的菌落:大肠菌群在品红亚硫酸钠培养基上的菌落特点:Ⅰ紫红色,具有金属光泽的菌落;Ⅱ深红色,不带或略带金属光泽的菌落;Ⅲ淡红色,中心色较深的菌落。大肠菌群在伊红亚甲蓝培养基上的菌落特点:Ⅰ深紫黑色,具有金属光泽的菌落;Ⅱ紫黑色,不带或略带金属光泽的菌落;Ⅲ淡紫红色,中心色较深的菌落。取符合上述特征菌落的一小部分进行涂片、革兰染色、镜检。③复发酵试验:上述涂片镜检如为革兰阴性无芽胞杆菌,则挑去该菌落的另一部分再接种于普通浓度乳糖蛋白胨培养液中(内有小倒管),每管可接种分离自同一初发酵管的最典型的菌落1~3CFU,然后置于37℃恒温箱培养24h,有产酸产气者(不论倒管内气体多少皆作为产气),即证实有大肠菌群存在。

3. 大肠菌群检测实验结果报告与评价　凡是在乳糖蛋白胨培养液中产酸、产气,在指示性培养基上能生长的,革兰染色为阴性的无芽孢杆菌,在复发酵管中产酸、产气的,即说明大肠菌群阳性;有一项不符的,即说明大肠菌群阴性。

根据有大肠杆菌存在的初发酵管的管数,查相应的大肠杆菌数检索表(MPN值,表3-23),报告每升待检样品中大肠菌群细菌的最近似数。

表3-23　大肠菌群数检索表接种水样总量300ml(100ml 2份,10ml 10份)

10ml水量的阳性管数	100ml水量的阳性管数		
	0	1	2
	每升水样中大肠菌群数	每升水样中大肠菌群数	每升水样中大肠菌群数
0	<3	4	11
1	3	8	18
2	7	13	27
3	11	18	38
4	14	24	52
5	18	30	70
6	22	36	92
7	27	43	120
8	31	51	161
9	36	60	230
10	40	69	>230

我国《生活饮用水卫生标准》(GB 5749-2006)规定水中总大肠菌群数(MPN/100mL或CFU/100mL)不得检出。当水样检出总大肠菌群时,应进一步检验大肠埃希氏菌或耐热大肠菌群;水样中未检出总大肠菌群,不必检验大肠埃希氏菌或耐热大肠菌群。

4. 注意事项　检测水源水等水样时,除采用4管发酵法外,还常采用15管发酵法,虽稍显繁琐,但精度更高。

5. 问题与思考题

(1) 大肠菌群和粪大肠菌群之间的差异,哪个更具有卫生学意义?

(2) 什么是大肠菌群,检测水中大肠菌群的意义是什么?常用什么培养基?该培养基中各种成分的主要作用是什么？这是一类什么性质的培养基？

（3）用发酵法检测水样（特别是水源水、污水等）时，如果出现所有管（瓶）都没有发酵或所有管（瓶）都有产酸产气现象，你认为此结果是否满意？

附件 3

水中总大肠菌群检测（方法Ⅱ——滤膜法）

总大肠菌群滤膜法（membrane filter technique for total coliforms）是指用孔径 0.45μm 的微孔滤膜过滤水样，将滤膜贴在添加乳糖的选择性培养基上 37℃培养 24h，能形成特征性菌落的需氧和兼性厌氧的革兰阴性无芽孢杆菌以检测水中总大肠菌群的方法。

1. 仪器设备及实验材料　滤器、滤膜（孔径 0.45μm）、抽滤设备、无齿镊子、恒温培养箱、品红亚硫酸钠培养基，显微镜，酒精灯，无菌吸管（10ml、1ml），平皿等。

2. 操作步骤

（1）准备工作：①滤膜灭菌：将滤膜放入烧杯中，加入蒸馏水，置于沸水浴中煮沸灭菌 3 次，每次 15min。前两次煮沸后需更换水洗涤 2～3 次，以除去残留溶剂。②滤器灭菌：用点燃的酒精棉球火焰灭菌。也可用蒸汽灭菌器 103.43kPa（121℃）高压灭菌 20min。

（2）过滤水样：用无菌镊子夹取灭菌滤膜边缘部分，将粗糙面向上，贴放在已灭菌的滤床上，固定好滤器，将 100ml 水样（如水样含菌数较多，可减少过滤水样量，或将水样稀释）注入滤器中，打开滤器阀门，在 -5.07×10^4Pa（负 0.5 大气压）下抽滤。

（3）培养：水样滤完后，再抽气约 5s，关上滤器阀门，取下滤器，用灭菌镊子夹取滤膜边缘部分，移动在品红亚硫酸钠培养基上，滤膜截留细菌面向上，滤膜应与培养基完全贴紧，两者间不得留有气泡，然后将平皿倒置，放入 37℃恒温箱内培养 24±2h。

3. 结果观察与报告

（1）挑去符合下列特征菌落进行革兰染色、镜检：紫红色具有金属光泽的菌落；深红色不带或略带金属光泽的菌落；深红色中心色较深的菌落。

（2）凡革兰染色为阴性的无芽胞杆菌，再接种乳糖蛋白胨培养液，于 37℃培养 24h，有产酸产气者，则判断为总大肠菌群阳性。

（3）按下式计算滤膜上生长的总大肠菌群数，以每 100ml 水样中的总大肠菌群数（cfu/100ml）报告之。

$$\text{总大肠菌群数(cfu/100mL)} = \frac{\text{数出的总大肠菌群菌落数} \times 100}{\text{过滤的水样体积(mL)}}$$

4. 注意事项　水样滤完后，应再用少许无菌水冲洗滤器内壁，使可能附于滤器壁的细菌全部冲下来。

5. 问题与思考题　比较发酵法与滤膜法所测结果，分析两种方法的优缺点和适用对象。

（邵丽军）

第四章　营养与食品安全综合实验

实验一　牛奶营养状况分析与评价

一、核心知识点

（一）牛奶的营养成分

牛奶是一种营养丰富的食品，牛奶中约含有100多种复杂的化学成分，其中大多数成分是对人体健康有利的，经常饮用牛奶能增强人的身体素质，提高免疫能力。

牛奶中蛋白质的含量约占3.4%，主要有三种，其中酪蛋白的含量最多，约占总蛋白量的83%，乳白蛋白占13%左右，乳球蛋白和少量脂肪球蛋白约占4%左右。其中乳白蛋白中含有营养所必需的各种氨基酸，是一种完全蛋白。

脂类是脂肪和类脂的总称。脂肪是牛奶中的重要成分之一，以球状或乳浊液分散在奶中。脂肪不仅与牛奶的口味有关，同时也是奶油、干酪等乳制品的主要成分。牛奶中的脂肪含量随奶牛的品种及其他条件而异，一般在3%~5%。牛奶中的类脂主要是三种磷脂，即卵磷脂、脑磷脂和神经磷脂，平均含量0.072%~0.86%。

牛奶中含有人体营养所必需的各种维生素，例如：牛奶中维生素A的含量随饲料中胡萝卜素含量的变化而变化，如奶牛食用的饲料中胡萝卜素含量高，其分泌的乳汁中维生素A的含量就高。一般每公升牛奶含0.45mg维生素A。维生素A能促进组织蛋白质的合成，加速生长发育，能预防夜盲症，增加对传染病的抵抗力及具抗癌作用。维生素D，与固醇有密切关系。固醇在紫外线的照射下，可以转变成维生素D，其含量在0.1~2.5mg。维生素D有促进肠内钙、磷吸收和骨内钙的沉积的功能，与骨骼、牙齿的正常钙化有关。缺乏时，儿童引起佝偻病，成年人引起软骨病，特别是孕妇和乳母更易发生骨软化症。维生素E，乳牛若多食新鲜的青饲料，牛奶中维生素E的含量也高，每公升牛奶中含量约为2~3mg。维生素E能治疗如瘫痪的一类神经疾病，能调节内分泌，促进生育，延缓衰老和记忆力减退。缺乏时垂体机能不全，甲状腺生长不良。维生素B_1，牛奶中维生素B_1的平均含量为0.15mg/L。维生素B_1能预防和治疗脚气病，增进食欲帮助消化，促进生长发育，预防心脏肿大症，促进糖类的代谢。维生素B_2，牛奶中维生素B_2的含量为0.5~1mg/L，可维持机体健康，促进生长发育。缺乏时，引起物质代谢紊乱，表现为口角溃病、唇炎、舌炎、角膜炎、视觉不清、白内障等症状。

维生素C，牛奶中维生素C的含量约为0.5~2mg/L，它是一种活性很强的还原性物质，是机体新陈代谢不可缺少的物质，具有抗癌、防止脂质过氧化和防衰老的功效，同时也能防治坏血症和贫血、控制乙肝和预防流感。

牛奶中主要的无机盐有磷、钙、镁、氯、钠、铁、硫、钾等。此外还含有碘、铜、锰、硅、铝、溴、锌、氟、钴、铅等微量元素。通常，牛奶中无机盐的含量为0.7%左右。牛奶中包含了人体所需的全部常量元素和大多数的微量元素，并且牛奶中的无机盐大部分与有机酸结合，而以可溶性盐类形式存在，便于人体的吸收。钙，牛奶中钙的含量约为 120mg/100g，是含量较高的常量元素。而钙在人体中是骨骼和牙齿的主要构成材料，具有辅助血液凝固，维持肌肉的伸缩性和心跳规律的重要作用。牛奶中的维生素 D 和乳糖等有利于人体对钙的吸收，吸收率高达 98%。因而牛奶是人体最理想的钙源。磷，磷是构成骨骼、牙齿的主要成分，是细胞核蛋白的主要成分，帮助葡萄糖、脂肪、蛋白质的代谢。影响磷吸收的因素大致与钙相似，因而牛奶是磷的良好来源。钾，可维持细胞内的渗透压，维持神经的经常兴奋性及心脏的正常收缩，参与蛋白质，糖类和能量的代谢。铁，牛奶中的铁的含量约为 0.1~0.2mg/100g，是组成血红细胞的主要成分，也是肌肉、肝、脾、骨髓和一些酶的成分，参与体内的氧化还原过程。

（二）牛奶中营养成分的检测

1. 牛奶中蛋白质的检测

（1）凯氏定氮法：蛋白质是含一定量氮的有机化合物，蛋白质样品在凯氏烧瓶中经过浓 H_2SO_4消化后，有机物碳化生成碳，碳将硫酸还原为 SO_2，本身则变成 CO_2，SO_2使 N 还原为 NH_3，氧化为 S_2O_3而消化过程中生成 H_2，又加速了 NH_3的形成。在反应过程中，生成的 H_2O 和 S_2O_3溢出，而 NH_3则与 H_2SO_4结合成$(NH_4)_2SO_4$存在溶液中，加入 NaOH 并蒸馏，使 NH_3 溢出，用 H_3PO_3吸收后，以标准酸溶液滴定，据标准酸溶液消耗的量计样品中的含氮量，从而可以折算出蛋白含量。

（2）考马斯亮蓝法（Bradford 法）：考马斯亮蓝（Coomassie Brilliant Blue）法测定蛋白质浓度，是利用蛋白质—染料结合的原理，定量的测定微量蛋白浓度的快速、灵敏的方法。这种蛋白质测定法具有超过其他几种方法的突出优点，因而正在得到广泛的应用。这一方法是目前灵敏度最高的蛋白质测定法，灵敏度高，测定快速、简便，只需加一种试剂，干扰物质少。

（3）微波消解法：食物中的蛋白质在加入硫酸和过氧化氢，经微波消解后蛋白质分解，分解的氨与硫酸结合形成硫酸铵，在 pH 4.7 的乙酸盐介质中，铵盐与乙酰丙酮和甲醛反应生成黄色物质 3,5-二乙酰基-2,6-二甲基-1,4-二氢吡啶化合物，在 450nm 处吸收最大。

2. 牛奶中脂肪的检测

（1）索氏提取法：利用脂肪能溶于有机溶剂的性质，在索氏提取器中将样品乙醚或石油醚等溶剂反复萃取，提取样品中的脂肪后，蒸去溶剂，所得的物质即为脂肪。索氏提取法测得的只是游离态脂肪，而结合态脂肪测不出来。

（2）酸水解法：是利用强酸在加热的条件下将试样成分水解，使结合或包藏在组织内的脂肪游离出来，再用有机溶剂提取，经回收溶剂并干燥后，称量提取物质量即为试样中所含脂类。样品经酸水解后用乙醚提取，除去溶剂即得游离及结合脂肪总量。该法能对包括结合态脂类在内的全部脂类进行定量。

（3）哥特里-罗紫法：是利用氨-乙醇溶液，破坏乳的胶体性状及脂肪球膜，使非脂成分溶解于氨-乙醇溶液中而脂肪游离出来，再用乙醚-石油醚提取出脂肪，蒸馏去除溶剂后，残留物即为乳脂。此法为国际标准化组织（ISO），联合国粮农组织/世界卫生组织（FAO/WHO）等采用，为乳、炼乳、奶粉、奶油等脂类定量的国际标准法。它适用于各种液状乳（生乳、加工乳、部分脱脂乳、脱脂乳等）、各种炼乳、奶粉、奶油及冰激凌。除乳制品外，也使用于豆乳或加工成乳状的食品。

（4）盖勃氏法和巴布科克法：原理是用浓硫酸溶解乳中的乳糖和蛋白质等非脂成分，将牛奶中的酪蛋白钙盐转变成可溶性的重硫酸酪蛋白，使脂肪球膜被破坏，脂肪游离出来，再利用加热离心，使脂肪完全迅速分离，直接读取脂肪层的数值，便可知被测乳的含脂率。这两种方法都是测定乳脂肪的标准方法，适用于鲜乳及乳制品脂肪的测定。对含糖多的乳品（如甜炼乳、加糖乳粉等），采用此方法糖易焦化，使结果误差较大，故不适宜。此法操作简便，迅速。对大多数样品来说测定精度可满足要求，但不如重量法准确。

（5）高效液相色谱法：采用高效液相色谱法（HPLC）检测脂肪，须先将脂肪从样品中提取出来，并使甘油三酯分离，再对其甲酯化，通过检测有效碳原子数和物质保留数之间的相关关系来测定甲酯化的脂肪酸含量。高效液相色谱法不仅能检测脂肪酸的含量同时也可以测出各种脂肪酸在其中的位置分布情况。该方法准确性和重现性好但样品准备过程复杂，耗时长。

3. 牛奶中钙的检测

（1）络合滴定法：测定牛奶中的钙采取配位滴定法，用二乙胺四乙酸二钠盐（EDTA）溶液滴定牛奶中的钙。用 EDTA 测定钙，一般在 pH 12～13 的碱性溶液中，以钙试剂（络蓝黑 R）为指示剂，计量点前钙与钙试剂形成粉红配合物，当用 EDTA 溶液滴定至计量点时，游离出指示剂，溶液呈现蓝色。

（2）微波消解-分光光度计法：金属元素的测定方法有质谱法、发射光谱法、分光光度法、电极法等，其中火焰原子吸收分光光度法因其具有灵敏度高、重复性好等特点而广泛应用于各类样品中微量金属元素的测定。与此同时，传统的干法灰化和湿法消化因对设备要求较低而广泛应用于样品的前处理，但这两种方法共同的缺点是耗时，费力，且易造成样品污染和损失。微波消解制样是近年来产生的一种新兴而高效的样品预处理技术，并越来越多的应用于分析领域。在相关国家标准中推荐的火焰原子吸收分光光度法对牛奶中的钙进行测定，对微波消解过程中的硝酸和过氧化氢体积及消解时间等条件分别进行优化，确定微波消解-火焰原子吸收测定牛奶中钙的最佳工艺参数，同时进行精密度和回收率实验，为利用现代仪器快速、准确分析乳制品中的钙含量的测定提供参考依据。

二、实验目的

（1）掌握牛奶中蛋白质、脂肪、矿物元素钙检测方法及检测原理；熟悉检测的基本步骤、注意事项及优缺点；了解各种营养成分含量标准。

（2）通过查阅牛奶中营养成分检测的相关文献、法规和国家标准，培养学生的文献检索能力；根据实验条件和要求，自主选择合理的实验方法和实验条件，培养学生的实验设计、实验操作以及数据处理能力，为今后独立开展研究和调查工作打下良好基础。

三、实验内容与安排

（一）实验内容

将学生分组，对实验的具体内容可抽签决定，每组负责一种营养成分的检测，通过查阅相关文献，比较不同方法的优缺点，并参照期刊论文或中华人民共和国国家标准中采用的实验方法和条件，根据检测样品特点和检测要求，自主进行文献检索，选择实验方法、样品前处理、实验操作以及数据处理等环节，最终完成综合实验报告。例如：

（1）牛奶中蛋白质含量的检测，经典方法为凯氏定氮法，其次还有考马斯亮蓝法（Brad2-ford 法）、微波消解法、红外光谱法等。

(2) 牛奶中脂肪的测定,盖勃氏法、伊尼霍克氏法、色谱法、红外光谱法等。

(3) 牛奶中矿物质,钙的检测,EDTA 法、微波消化-分光光度法。

每种营养成分的检测,可对其测定的几种方法进行比较选出一种快捷、简便、准确性高、灵敏性高的方法。

(二) 内容安排

(1) 学生分组,抽签决定检测内容,即哪种营养成分,通过查阅资料确定具体方法,写出实验流程图和主要步骤。

(2) 配制所需试剂,准备实验中所需仪器和设备,熟悉仪器的操作规范。

(3) 完成实验操作,对结果进行数据处理和分析,撰写实验报告。

注意事项:学生注意课前查阅和预习相关理论知识,指导教师注意根据实验室条件进行合理安排,确保实验的可行性和安全性。

四、实验结果与评价

指导教师根据每组学生选择实验方法的合理性、实验设计方案的合理性、实验操作的规范性以及结果评价的客观性以及整个实验过程的完整性给予整体评价,具体要求如下:

(1) 资料收集全面,能够掌握目前普遍使用的检测方法的优缺点,选择更好、更合理的方法。

(2) 实验方案设计的连贯合理,基本理化操作和样品处理环节规范,主要仪器设备的使用符合操作程序。

(3) 明确检测的目的,与国标或其他相关标准进行比较,评价牛奶中营养成分的含量是否合格。或者判别某品牌牛奶中营养成分的含量是否与包装相符。

五、实验相关资料

(1) 附件 1:牛奶中蛋白质含量测定。

(2) 附件 2:牛奶中脂肪的检测。

(3) 附件 3:牛奶中钙含量的测定。

附件 1

牛奶中蛋白质含量测定——凯氏定氮法

一、实 验 目 的

(1) 掌握凯氏定氮法测定蛋白质含量的原理。

(2) 学会凯氏定氮法的操作技术。

二、实 验 原 理

样品与浓硫酸和催化剂一同加热消化,使蛋白质分解,其中碳和氢被氧化为二氧化碳和水逸出,而样品中的有机氮转化为氨与硫酸结合成硫酸铵。然后加碱蒸馏,使氨蒸发出去,用硼酸吸收,再以标准盐酸溶液滴定,测出释放的氨含量,并计算氮元素含量,再乘以 6.25 即为蛋白质的含量。

三、实 验 步 骤

(一) 消化

准确量取牛奶 0.5ml,移入干燥的凯氏烧瓶中(勿黏附在瓶壁上),加入 0.2g 硫酸铜、0.3g 硫酸钾、10ml 浓硫酸,小心摇匀,于通风橱内消化(先小火,待炭化完全后,加大火力至溶液呈蓝绿色),冷却至室温,定容至 25ml。同时消化一份空白试剂为对照。

(二) 蒸馏、吸收

(1) 取 40ml 硼酸溶液于锥形瓶中,加 2d 混合指示剂,置于冷凝管下端,为接受瓶。

(2) 量取 5ml 样品消化液由加料口加入反应室,用 5ml 蒸馏水冲洗加料口,再加入 40% NaOH 10ml(溶液呈蓝褐色),不要摇动,立即封口。

(3) 夹紧缓冲管下口,开始蒸馏,当接收瓶溶液颜色变化时,继续蒸馏 3~5min,下降接收瓶,使硼酸液面离开冷凝管口,继续蒸馏 1min,用蒸馏水淋洗浸入硼酸的管外壁,移出接收瓶,滴定。

(三) 滴定

用 0.01mol/L 的盐酸标准溶液滴定接收瓶内的反应液。同时做空白对照。

四、计　　算

$$W = \frac{c(V_2 - V_1) \times 0.014 \times F}{m} \times 100 \times 5$$

式中,W:蛋白质的质量分数,%;c:盐酸标准液的浓度,mol/L;V_1:空白滴定消耗标准盐酸液量,ml;V_2:样品滴定消耗标准盐酸液量,ml;m:样品体积,ml;0.014:氮的毫摩尔质量,g/mmol;F:蛋白质系数。

牛奶中蛋白质的测定——考马斯亮蓝法

蛋白质测定的方法有很多,考马斯亮蓝测定蛋白质是实验室最常见的一种方式,它利用比色法和色素法混合方法、操作简便。

一、实 验 目 的

掌握考马斯亮蓝法测定牛奶中蛋白质含量的测定原理与方法。

二、实 验 原 理

考马斯亮蓝(Coomassie Brilliant Blue)法测定蛋白质浓度,是利用蛋白质一染料结合的原理,定量的测定微量蛋白浓度的一种快速、灵敏的方法。考马斯亮蓝 G-250 染料,在酸性溶液中与蛋白质结合,使染料的最大吸收峰(lmax)位置由465nm变为595nm,溶液的颜色也由棕黑色变为蓝色。通过测定595nm处光吸收的增加量可知与其结合蛋白质的量。

三、试剂与器材

(一) 试剂

考马斯亮蓝试剂:考马斯亮蓝G－250 100mg溶于50ml 95%乙醇溶液中,加入100ml 85%磷酸,用蒸馏水稀释至1000ml。

(二) 标准和待测蛋白质溶液

(1) 标准蛋白质溶液:结晶牛血清蛋白,经微量凯氏定氮法预先测定蛋白氮含量,根据其纯度用0.15mol/L NaCl配制成1mg/ml蛋白溶液。

(2) 待测蛋白质溶液:人血清,使用前用0.15mol/L NaCl稀释200倍。

(三) 器材

试管1.5cm×15cm(×6);试管架;移液管[0.5ml(×2),1ml(×2),5ml(×1)];恒温水浴箱;分光光度计。

四、操 作 方 法

(一) 制作标准曲线

详见表4-1。

(二) 样品蛋白质浓度测定

测定方法同上,取合适的未知样品体积,使其测定值在标准曲线的直线范围内。根据所测定的A595nm值,在标准曲线上查出其相当于标准蛋白的量,从而计算出未知样品的蛋白质浓度(mg/ml)。

表4-1　操作过程

试管编号	0	1	2	3	4	5	6
标准蛋白溶液/ml	0	0.01	0.02	0.03	0.04	0.05	0.06
0.15mol/L NaCl/ml	0.1	0.09	0.08	0.07	0.06	0.05	0.04
考马斯亮蓝试剂/ml				5ml			
摇匀,1h内以0号管为空白对照,在595nm处比色							
A595nm							

绘制标准曲线:以A595nm为纵坐标,标准蛋白含量为横坐标,在坐标纸上绘制标准曲线。

五、注 意 事 项

(1) 在试剂加入后的5~20min内测定光吸收,因为在这段时间内颜色是最稳定的。

(2) 测定中,蛋白-染料复合物会有少部分吸附于比色杯壁上,测定完后可用乙醇将蓝色的比色杯洗干净。

(3) 利用考马斯亮蓝法分析蛋白必须要掌握好分光光度计的正确使用,重复测定吸光度时,比色杯一定要冲洗干净,制作蛋白标准曲线的时候,蛋白标准品最好是从低浓度到高浓度测定,防止误差。

附件2

牛奶中脂肪的检测

脂肪是牛奶中的重要成分之一,以球状或乳浊液分散在奶中。脂肪不仅与牛奶的口味有关,同时也是奶油、干酪等乳制品的主要成分。牛奶中的脂肪含量随奶牛的品种及其他条件而异,一般在3%~5%。牛奶中的类脂主要是三种磷脂,即卵磷脂、脑磷脂和神经磷脂,平均含量0.072%~0.86%。

一、目的与要求

熟练掌握乳脂肪专用的测定方法及原理。

二、原　　理

牛乳与硫酸按一定比例混合之后,使蛋白质溶解,并使脂肪球不能维持分散的乳胶状态。由于硫酸作用产生的热量,促使脂肪上升到液体表面,经过离心之后,则脂肪集中在巴氏乳脂瓶瓶颈处,直接读取脂肪层高度即为脂肪的百分数。

三、测试仪器与试剂

(1) 巴氏。
(2) 巴布科克乳脂瓶。
(3) 17.6ml 牛乳吸管。
(4) 硫酸:比重1.825分析纯。

四、方　　法

(一) 巴布科克法

吸取20℃牛乳17.6ml,注入巴氏乳脂瓶中,加等量硫酸,小心倒入乳脂瓶中,硫酸流入牛乳下面形成一层,摇动乳脂瓶使牛乳和硫酸混合,成棕黑色,继续摇动2~3min,将乳脂瓶放入离心机中,以离心因素等于350离心5min,取出后向瓶中加60℃热水至分离的脂肪层在瓶颈部刻度处,再用同样的转速旋转2min,取出置60℃水浴保温5min,取出、立即读数。读数方法同盖勃法。所得数值即为脂肪的百分数。

(二) 盖勃法

所用测试仪器、盖勃离心机;11ml 牛乳吸管,恒温水浴锅;硫酸,1.825;异戊醇沸点128~

132℃，比重 0.8090~0.8115。

量取硫酸 10ml，注入牛乳乳脂计内，颈口勿沾湿硫酸、用 1ml 吸管吸牛乳样品至刻度，加入同一牛乳乳脂计内，再加异戊醇 1ml，塞紧橡皮塞，充分摇动，使牛乳凝块溶解。将乳脂计放入 65~70℃的水浴中保温 5min，转入或转出橡皮塞使脂肪柱适合乳脂计刻度部分，然后置离心机中以离心因素等于 350 旋转 5min，再放入 65~70℃的水浴中保温 5min，取出立即读数，读数时要将乳脂肪柱下弯月面放在与眼同一水平面上，以弯月面下限为准。所得数值即为脂肪的百分数。

附件 3

钙含量的测定

钙与身体健康息息相关，钙除成骨以支撑身体外，还参与人体的代谢活动，它是细胞的主要阳离子，还是人体最活跃的元素之一，缺钙可导致儿童佝偻病，青少年发育迟缓，孕妇高血压，老年人骨质疏松症。缺钙还可引起神经病，糖尿病，外伤流血不止等多种过敏性疾病。补钙越来越被人们所重视。牛奶中含有易被人体吸收的钙，有些牛奶产品中还特地加钙而成为钙奶。对于液体牛奶中钙的含量，可采用 EDTA 法进行直接测定。考虑到牛奶中含有 Fe^{3+}、Al^{3+} 等干扰离子，可以加入少量三乙醇胺以消除它们的干扰，调节 pH 12~13，以铬蓝黑 R 作指示剂，指示剂与钙生成红色的络合物，当用 EDTA 滴定至计量点时，游离出指示剂，溶液呈现蓝色。

一、实验目的

（1）掌握络合滴定法检测牛奶钙含量的方法及原理。

（2）了解牛奶中钙含量检测的其他方法。

二、实验原理

测定牛奶中的钙采取配位滴定法，用二乙胺四乙酸二钠盐（EDTA）溶液滴定牛奶中的钙。用 EDTA 测定钙，一般在 pH 12~13 的碱性溶液中，以钙试剂（络蓝黑 R）为指示剂，计量点前钙与钙试剂形成粉红配合物，当用 EDTA 溶液滴定至计量点时，游离出指示剂，溶液呈现蓝色。滴定时 Fe^{3+}、Al^{3+} 干扰时用三乙醇胺掩蔽。

三、试　　剂

1. EDTA 标准溶液（0.02 mol · L^{-1}）。

（1）EDTA 溶液的配制：称取 4.0g 乙二胺四乙酸二钠于 500ml 烧杯中，加 200ml 水，温热使其完全溶解，转入至聚乙烯瓶中，用水稀释至 500ml，摇均。

（2）EDTA 标准溶液的标定：以 $CaCO_3$ 为基准物质标定 EDTA。

1）配制 0.020mol/L 钙标准溶液：准确称取 0.5~0.55g 碳酸钙于 250ml 烧杯中，用少量水稀释，盖上表面皿，慢慢滴加 1：1 的 HCl 5ml，加少量水稀释，定量转移至 250ml 容量瓶中，稀释至刻度，摇匀。

2）EDTA 溶液的标定：用移液管移取 25.00ml 标准钙溶液于 250ml 锥形瓶中，加入约

25 ml 水,10ml 10% NaOH 溶液及约 10mg(米粒大小)钙指示剂,摇匀后,用 EDTA 溶液滴定至溶液从红色变为蓝色,即为终点。

2. NaOH(20 %)。

3. 铬蓝黑 R(0.5%)。

四、仪　　器

移液管(25ml);锥形瓶(250 ml);滴定管;容量瓶;碱性 PH 试纸。

五、钙含量的测定步骤及计算

(一) 钙含量检测步骤

准确移取 25ml 的鲜牛奶和钙奶,分别转移到 100ml 容量瓶中,用水稀释至刻度,摇匀。

准确移取上述试液 20.00ml,加入三乙醇胺溶液 5ml,5mol · L^{-1} NaOH 4ml,加入水 20ml,摇匀,加铬蓝黑 R8~10 滴,用 0.01mol · L^{-1}EDTA 标准溶液滴定,接近终点时再补加 2~3 滴铬蓝黑,当溶液由红色变为蓝色时即为终点,根据消耗 EDTA 的体积,计算出鲜奶和钙奶中钙的含量(g/100 ml),并与包装上注明的含量作比较。操作流程见表 4-2。

表 4-2　操作流程

	样品					
牛奶样液/ml	20	20	20	20	20	20
三乙醇胺/ml			5			
5mol · L^{-1} NaOH/ml			4			
蒸馏水/ml			20			
			摇匀			
铬蓝黑			8~10 滴			
0.01mol/LEDTA			滴定至溶液由红色变为蓝色			
			记录消耗的 EDTA 体积			
平均值/ml						
含钙量/(g/100ml)						

(二) 钙含量的计算

$$Ca(\mathrm{mg/100g}) = C_{EDTA} \times V_{EDTA} \times 40 \times 10^{-3} \times 100/25$$

六、结 果 评 价

与品牌包装上的钙含量作比较,评价这种奶的钙含量是否达标。例如:鲜奶包装上含钙量为 100ml 鲜奶含 0.102~0.107g 钙与测量结果 0.107 基本相符,而高钙奶包装注明含钙量为 100ml 高钙奶含 0.130~0.140g 钙远远高于测量结果 0.110g,该奶中钙的含量不达标。(虽然滴定到终点时颜色变化比较不明显,消耗的 EDTA 的量有一定误差,但即使是这样求出的含钙量也不会这么低,所以说高钙含钙量没有如包装上所说那么多)。

七、注意事项

终点颜色变化不太明显，接近终点时再补加 2~3 滴指示剂；考虑到牛奶中含有 Fe^{3+}、Al^{3+} 等干扰离子，可以加入少量三乙醇胺以消除它们的，调节 pH 12~13，以铬蓝黑 R 作指示剂，指示剂与钙生成红色的络合物，当用 EDTA 滴定至计量点时，游离出指示剂，溶液呈现蓝色。

（李晓红）

实验二　水果和蔬菜中农药残留量的分析与测定

一、核心知识点

（一）农药残留的概念

农药残留是农药使用后残留于食品中的微量农药，包括农药原体、有毒代谢物、降解物和杂质。

（二）农药残留的类型及特点

1. 有机磷农药　该类农药是广谱杀虫剂，应用广泛，主要有乐果、敌百虫、敌敌畏、内吸磷、对硫磷、马拉硫磷等 60 余种。有机磷不稳定，挥发性强，在自然环境容易分解，进入生物体内易被酶分解，故不污染环境，在食物中残留时间也短，因此慢性中毒少，急性中毒多。有机磷是神经毒物，吃了施用有机磷农药的果蔬或茶叶、薯类、谷物等，可能发生肌肉震颤、痉挛、血压升高、心跳加快等症状，甚至昏迷死亡。

2. 有机氯农药　该类农药是高残毒农药，其中六六六、DDT 等我国早已禁用，但至今仍有违规使用的情况，尤其是林丹、毒杀芬、氯丹等。有机氯脂溶性强，不易水解和降解，非常稳定，聚集于人体脂肪，在自然和食物中能长期残留。果蔬及粮、谷、薯、茶、烟草都可残留有机氯，禽、鱼、蛋、奶等动物性食物污染率高于植物性食物，而且不会因其贮藏、加工、烹调而减少，很容易进入人体积蓄。有机氯农药可致急性或慢性中毒。急性中毒性低、症状轻，一般为乏力、恶心、眩晕、失眠；慢性中毒可造成人的肝、肾和神经系统损伤，DDT 还有致癌性。

3. 氨基甲酸酯类农药　该类农药是应用很广的新型杀虫剂与除草剂，如抗蚜威、克百威、西维因、残杀威、杀螟丹等，其毒性跟有机磷相似，但毒性较轻，恢复也快。食用了残留这类农药较多的果蔬及谷、薯、茶等，中毒者会产生和有机磷中毒大致相同的症状，但因其毒性较轻，一般几小时就能自行恢复。

4. 拟除虫菊酯类农药　该类农药是文菊花中天然成分除虫菊酯的合成类似物，有效成分是天然菊素，其杀虫毒力比有机氯、有机磷、氨基甲酸酯类提高了 10~100 倍。拟除虫菊酯类农药主要有氯氰菊酯（灭百可）、溴氰菊酯（敌杀死）、杀灭菌脂（速灭杀丁）等，对人类低毒，但有蓄积性，中毒表现症状为神经系统症状和皮肤刺激症状。

（三）农药残留的主要检测方法

1. 农药残留速测法　该法只限于检测蔬菜和水果中的有机磷和氨基甲酸酯类农药残

留,原理是依据该类农药残留会对生物体内乙酰胆碱酯酶活性产生强烈的抑制作用。农药残留速测法具有检测速度快、成本低、对于检测人员技术水平要求低、易于在基层(如:蔬菜、水果生产基地和批发市场等)推广等特点。农药残留快速检测方法是目前阶段我国控制高毒农药残留的一种有效方法,但也有其本身局限性,如:检测农药种类只限于有机磷和氨基甲酸酯类农药,不能给出定量检测结果,检测限普遍高于国际和国内规定的残留限量标准值,因此不能作为法律仲裁依据。

2. 酶联免疫法　该法以抗原和抗体的特异性、可逆性结合反应为基础的农药残留检测方法,多需要使用检测试剂盒。酶联免疫法具有专一性强、灵敏度高、快速、操作简单等优点。但该法受到农药种类繁多,抗体制备难度大、检测有一定的盲目性以及抗体依赖国外进口等影响,其应用范围受到较大的限制。

3. 色谱检测法　色谱检测法是将样本进行严格的预处理和浓缩提取,再利用色谱或色谱-质谱联用等技术进行定性、定量测定。该方法最大优点是灵敏度高,能给出蔬菜和水果中各类农药残留的定性、定量结果,提供仲裁依据。各种色谱检测法简述如下:气相色谱法(GC)是采用气体作流动相的色谱法,用于挥发性农药的检测,具有高选择性、高分离效能、高灵敏度等特点,是农药残留量检测最常用的方法之一。高效液相色谱法(HPLC)是分析农作物中农药残留的重要手段,测定中一般采用 C_{18} 或 C_8 填充柱,以甲醇、乙腈等水溶性有机溶剂作流动相,选择紫外吸收、质谱、荧光或二极管矩阵为检测器。HPLC 可以分离检测极性强、分子量大及离子型农药,可用于不易气化或受热易分解的农药的检测。色谱-质谱联用技术(GC-MS、LC-MS)既发挥了色谱法的高分离能力,又发挥了质谱法的高鉴别能力,适用于农药代谢物、降解物和多残留物的定性检测。

4. 葱、蒜、萝卜、韭菜等样品农药残留的检测方法　葱、蒜、萝卜、韭菜等色素、纤维素、次生物质含量较高的蔬菜样品,在农药残留检测过程中容易出现假阳性,一般建议按照 GB/T 5009. 199-2003《蔬菜中有机磷和氨基甲酸酯类农药残留量快速检测》中的方法进行测定。

(四) 农药残留的检测依据和评价标准

检出限和定量限参照 GB/T 5009. 218-2008《水果和蔬菜中多种农药残留量的测定》、GB/T 5009. 146-2008《植物性食品中有机氯和拟除虫菊酯类农药多种残留量的测定》、NY/T761-2008《蔬菜和水果中有机磷、有机氯、拟除虫菊酯和氨基甲酸酯类农药多残留检测方法》、GB/T 19648-2006《水果和蔬菜中 500 种农药及相关化学品残留的测定 气相色谱-质谱法》或中华人民共和国国家标准等。

检测结果按 GB2763-2012《食品安全国家标准食品中农药最大残留限量》和《中华人民共和国农药管理条例》进行判定,所检测项目中有一项指标不合格即判为不合格。

二、实验目的

(一) 学习目标

掌握农药残留的概念及主要检测方法的原理;熟悉各种农药残留检测方法的基本步骤、注意事项和优缺点;了解农药残留的种类及国家相关的政策和检测标准。

（二）知识能力要求

通过查阅农药残留的相关期刊、法规和国家标准，培养学生的文献检索及分析能力；根据检测样品特点、要求和实验条件，自主选择合理的实验方法和实验条件，培养学生的实验设计、实验操作以及数据处理能力，为今后独立开展研究和调查工作打下良好基础。

三、实验内容与安排

（一）实验内容

将学生分组，每组通过查阅食品现代分析与检测、食品理化检验以及食品安全学等相关理论和技术，参照期刊论文或中华人民共和国国家标准中采用的实验方法和条件，根据检测样品特点和检测要求，自主选择和设计实验方案，独立完成文献检索、实验方法选择、样品前处理、实验操作以及数据处理等环节，最终完成综合实验报告。教学案例如下：

案例一　采用快速检测法，测定叶菜类样品中有机磷和氨基甲酸酯类农药的残留情况，给出定性结果。

案例二　采用酶联免疫法，测定根茎和薯芋类样品中有机氯类农药的残留情况，给出定性和定量结果。

案例三　采用色谱快速检测法，测定茄果和瓜类样品中拟除虫菊酯类农药的残留情况，给出定性和定量结果。

（二）内容安排

（1）学生分组，通过查阅资料确定实验对象和具体方法，制定实验流程图和主要步骤。

（2）配制所需试剂、准备实验中所需仪器和设备，熟悉仪器的操作规范。

（3）完成实验操作，对结果进行数据处理和分析，撰写实验报告。

注意事项：学生注意课前查阅和预习相关理论知识；实验中可能涉及大量有机试剂的使用和精密仪器的操作，指导教师注意根据实验室条件进行合理安排，确保实验的可行性和安全性。

四、实验结果与评价

指导教师根据每组学生的实验设计方案合理性、实验操作规范性以及数据处理正确性给予整体评价，具体要求如下：

（1）资料收集全面，能够根据样品特点和实验要求合理选择实验方法。

（2）基本理化操作和样品处理环节规范，主要仪器设备的使用符合操作程序。

（3）利用仪器自带程序或数据分析软件进行数据分析，得出合理数据结果并加以分析阐述。

五、实验相关资料

相关实验资料，见附件——气相色谱法对蔬菜中多种农药残留量的分析。

附件

气相色谱法对蔬菜中多种农药残留量的分析

（一）原理

试样中有机氯和拟除虫菊酯类农药用有机溶剂提取，经液液分配及层析净化除去干扰物质，用电子捕获检测器检测，而试样中有机磷和氨基甲酸酯类农药用有机溶剂提取，经液液分配、微型柱净化等步骤除去干扰物质，用高选择性火焰热离子检测器检测，最后都根据色谱峰的保留时间定性，外标法定量。

（二）主要试剂和材料

重蒸试剂（分析纯）：正己烷、甲醇、乙酸乙酯、二氯甲烷、苯、丙酮、石油醚；磷酸，氯化钠，无水硫酸钠，氯化铵，分析纯。

弗罗里硅土：层析用，于620℃灼烧4h后备用，用前140℃烘2h，趁热加5%水灭活。

硅胶：60~80目，130℃烘2h，以5%水失活。

助滤剂：celite 545。

凝结液：5g氯化铵+10ml磷酸+100ml水，用前稀释5倍。

农药标品：要求纯度≥99%。

有机氯农药标品：六六六、滴滴涕。

有机磷农药标品：敌百虫、甲拌磷、久效磷、乐果、马拉硫磷。

氨基甲酸酯类农药标品：甲萘威、仲丁威。

拟除虫菊酯类农药标品：三氟氯氰菊酯、氰戊菊酯、溴氰菊酯。

（三）主要仪器和设备

组织捣碎机；离心机；电动振荡器；布氏漏斗（直径80mm）；抽滤瓶（20ml）；具塞三角瓶（100ml）；分液漏斗（250ml）；超声波清洗器；旋转蒸发仪；气相色谱仪（配有高选择性火焰热离子检测器和电子捕获检测器）。

（四）样品处理

1. 试样的制备　选择需要测定的蔬菜试样擦净，去掉非可食部分用组织捣碎机制成匀浆备用。

2. 样品的处理

（1）有机氯和拟除虫菊酯类农药测试样品的处理

1）提取：称取20g蔬菜匀浆，置于组织捣碎杯中，加入30ml丙酮和30ml石油醚，于捣碎机上捣2min，捣碎液经抽滤，滤液移入250ml分液漏斗中，加入100ml 2%的硫酸钠水溶液，充分摇匀，静置分层，将下层溶液转移到另一250ml分液漏斗中，用2×20ml石油醚萃取，合并三次萃取的石油醚层，过无水硫酸钠层，于旋转蒸发仪上浓缩至10ml。

2）净化：① 层析柱的制备：玻璃层析柱中先加入1cm高的无水硫酸钠，再加入5g 5%水脱活弗罗里硅土，最后加入1cm高的无水硫酸钠，轻轻敲实，用20ml石油醚淋洗净化住。弃去淋洗液，柱面要留有少量液体。②净化与浓缩：准确吸取试样提取液2ml，加入已淋洗过的净化柱中，用100ml石油醚-乙酸乙酯（95+5）洗脱，收集洗脱液，旋转蒸发近干，用少量石油醚多次溶解残渣与刻度离心管中，最终定容至1.0ml，供气相色谱分析。

（2）有机磷和氨基甲酸酯类农药测试样品的处理

1）提取：称取 5g 蔬菜匀浆，置于 50ml 离心管中，加入与试样含水量之和为 5g 的水和 10ml 丙酮。置于超声波清洗器中，超声提取 10min。在 5000r/min 离心转速下离心，用移液管吸出上清液 10ml 置于分液漏斗中。

2）净化：向分液漏斗中加入 20ml 凝结液和 1g 助滤剂 celite545，轻摇后放置 5min，经两层滤纸的布氏漏斗抽滤，并用少量凝结液洗涤分液漏斗和布氏漏斗。将滤液转移至分液漏斗中，加入 3g 氯化钠，依次用二氯甲烷分别以 50ml、50ml、30ml 提取三次，将提取液合并经无水硫酸钠过滤后，在 35℃ 水浴上旋转蒸发至少量，用氮气吹干。取下浓缩瓶，加入少量正己烷。以少量棉花塞住 5ml 医用注射器出口，1g 硅胶以正己烷湿法装柱，敲实，将浓缩瓶中液体倒入，再以少量正己烷和二氯甲烷（9∶1）洗涤浓缩瓶，倒入柱中。依次以 4ml 正己烷和丙酮（7∶3），4ml 乙酸乙酯，8ml 丙酮和乙酸乙酯（1∶1），4ml 丙酮和甲醇（1∶1）洗柱，收集全部滤液于 45℃ 水浴旋转蒸发近干，定容至 1.0ml，供气相色谱分析。

3. 标准溶液的配制

（1）有机氯和拟除虫菊酯类农药标准溶液的配制：准确称取各种农药标准品，用苯溶解并配成 1mg/ml 的储备液，使用时吸取不同量的标准储备液用石油醚稀释成混合标准使用液。

（2）有机磷和氨基甲酸酯类农药标准溶液的配制：准确称取各种农药标准品，用丙酮溶解并配成 1mg/ml 的储备液，使用时吸取不同量的标准储备液用丙酮稀释成混合标准使用液。

（五）测定

1. 气相色谱条件

（1）有机氯和拟除虫菊酯类农药残留量测定的气相色谱条件

1）色谱柱：石英弹性毛细管柱，0.25mm（内径）×15m，内涂 OV-101 固定液。

2）气体流速：氮气 40ml/min，尾吹气 60ml/min，分流比 1∶50。

3）温度：柱温自 180℃ 升至 230℃ 保持 30min，检测器和进样口温度 250℃。

4）检测器：电子捕获检测器。

（2）有机磷和氨基甲酸酯类农药残留量测定的色谱条件

1）色谱柱：石英弹性毛细管柱，0.32mm（内径）×25m，内涂 OV-101 固定液。

2）气体流速：氮气 50ml/min，尾吹气（氮气）：30ml/min，氢气：0.5kg/cm^2，空气：0.3kg/cm^2。

3）温度：柱温采用程序升温的方式，自 140℃ 以 50℃/min 升至 185℃ 恒温 2min，再以 2℃/min 升至 195℃，之后以 10℃/min 升温至 235℃ 恒温 1min；进样口温度 240℃。

4）检测器：高选择性火焰热离子检测器。

2. 色谱分析　吸取 1μl 试样溶液注入气相色谱仪。记录色谱峰的保留时间和峰高。在吸取 1 μl 混合标准溶液进样，记录色谱峰的保留时间和峰高。根据组分在色谱上出峰时间与标准组分比较定性；用外标法与标准组分比较定量。

（六）结果计算

$$X=\frac{h_i \times m_s \times V_2}{h_s \times V_1 \times m} \times K$$

式中，X：试样中农药的含量，mg/kg；h_i：试样中 i 组分农药的峰高，mm；m_s：标准样品中 i 组分农药的含量,ng;V_2:最后定容体积,ml;h_s:标准样品中 i 组分农药峰高,mm;V_1:进样体积,μl;m:试样的质量,g;K:稀释倍数。

(七) 说明

(1) 混合标准使用液在配制时,要根据各农药品种在仪器上的相应情况,分别吸取不同量的标准储备液混合稀释配制。

(2) 在以上色谱条件下,有机氯和拟除虫菊酯类农药标品混合液的出峰顺序:六六六、滴滴涕、三氟氯氰菊酯、氰戊菊酯、溴氰菊酯;有机磷和氨基甲酸酯类农药标品混合液的出峰顺序:敌百虫、仲丁威、甲拌磷、久效磷、乐果、甲萘威、马拉硫磷。

(王　霞)

实验三　营养健康状况调查

一、核心知识点

(一) 营养调查

指运用各种手段正确的了解某人群或特定个体各种营养指标的水平,以判断其当前的营养和健康状况,是公共营养的基本方法和内容。

营养调查一般由 4 部分组成:膳食调查;体格检查;人体营养水平的生化检验;营养相关疾病临床体征及症状检查。

营养调查的组织一般包括:组织和动员调查对象;根据调查方案科学安排工作流程;指定专人完成调查内容及生物样品和搜集分析;调查员培训;现场协调与质量控制。

(二) 膳食调查

通过不同方法了解每人每日各种主副食摄入量,在此基础上利用食物成分表计算每人每日从膳食中所摄入的热能和各种营养素能否达到供给量标准的要求。

1. 膳食调查的一般要求

(1) 调查对象:根据调查目的选定调查对象。调查对象要有足够的代表性,要考虑到不同地区、不同生活水平及劳动强度等。抽样必须符合随机原则。

(2) 调查日期和日数:调查日期以一年四季各进行 1 次为宜。每季调查 5~10 天,每日膳食情况变化不大者,调查 3~5 天即可。

2. 膳食调查方法

(1) 询问法:向调查对象逐个的询问一周内每日所吃食物种类及数量,然后按食物成分表进行膳食计算,按营养素供给标准进行评价。在询问的同时,尚可了解被调查者的饮食习惯,有无忌食、偏食、特殊嗜好等情况。优点是简便易行,缺点是不太准确。

(2) 记账法:适用于有详细账目的集体单位,通过查账或记录一定期间内各种食物消耗总量和用餐人数(若各餐人数不等,可将三餐人数加在一起被 3 除即得总人数),计算出平均每人每日的消耗量,一般可统计一个月(或适当缩短),一年四个季度各进行一次。优点是手续简便,节省人力。缺点若没有每日分类记录的账目或就餐人数,变动较大的,则难以开展。

(3) 称重法:即调查期间(一般 7 天)称量每日每餐所吃各种食物的生重、熟重及剩余重量,同时统计每餐人数,计算出平均每人每餐所吃食物的生重,将一天各餐的结果加在一起,得出一人一天的进食量,然后查食物成分表做膳食调查计算。这种方法细致准确,但费人力。适用于个人、家庭和集体单位,是评价群体营养水平常用的方法。

(4) 化学分析法:最准确,但手续复杂,且需要一定设备条件。将被调查者每日所吃食物进行实验化学分析,测定其中热能及各种营养素含量,以了解膳食所含营养素是否符合要求,一般有必要进行精确测定时才用。

(三) 人体测量

主要是检查体重、身高、胸围、头围、坐高、上臂围、下腿围、骨盆径等各项人体测量指标,并计算出各种人体测量系数,用来评价较长时期内营养状况好坏在这些指标上的反应。

(四) 临床体征及症状检查

主要检查营养缺乏或过剩引起的症状、体征。营养缺乏的症状和体征比较复杂,轻度缺乏或不足时症状轻微,体征不典型,而且有的症状和体征并不特异,须与其他疾病鉴别。此项检查应由临床医师或营养工作者进行。

(五) 营养水平实验室检查

营养缺乏病在出现症状以前,往往先有生理和生物化学改变,应用适当的生理、生化等实验室检查方法可以早期查出营养缺乏或过剩的情况。所用方法有:测血液中营养成分的浓度;测尿排出的营养成分或代谢产物;测血或尿中异常代谢产物;测头发中微量元素,如锌、铜、铁等;测与营养素摄入有关的血液成分或酶;进行负荷、饱和实验,如水溶性维生素 B 或 C 等的负荷、饱和实验、放射性核素实验和暗适应、应激等生理功能实验等。经专门人员测定,将结果与正常值比较,进行评价。

二、实验目的

(一) 学习目标

掌握营养调查、膳食调查、体格检查的概念、内容及方法;掌握膳食调查的目的、要求、方法和计算步骤。

(二) 知识能力要求

通过对营养调查方法的学习及实践,培养综合运用流行病学、临床医学、医学检验相关学科知识分析人群营养健康状况的能力,为以后从事营养咨询、营养监督、临床营养及营养健康教育工作打下良好基础。

三、实验内容与安排

(一) 实验内容

将学生分组,每组通过查阅营养调查中膳食调查、体格检查、生化指标检测、临床症状检查的内容及实施原则，参照营养学专业论著中采用的调查方法及检查设备，根据营养调查的要求，自主选择和设计实验方案，独立完成文献检索、调查设计、调查实施、结果评价等环节，最终完成对特定群体营养调查的综合实验报告。实验内容为：

（1）分析人群中平均每人每日各种营养素的摄入的过剩和缺乏的情况；分析人群膳食中蛋白质、脂肪、碳水化合物所供给的热能占总热能的百分比；分析人群蛋白质来源的现状；分析人群三餐热能分布。

（2）分析人群体格状况及临床营养现状。

（3）分析人群营养相关的生化指标，如尿负荷试验等的现状水平及分布特点。

（二）内容安排

（1）确定实习地点：按照分层随机抽样方法，从城区选取1个社区和农村选取1个自然村。

（2）实习同学分组：在城区和农村分别安排部分同学，在此基础上，将调查对象再分为若干个小组，调查同学也分为若干个小组。

（3）实习调查及填写记录表：在指导老师的带领和指导下，每名同学实地访视3~5名18~55岁调查对象，并按照填表要求填写膳食调查表、并根据体格检查、临床体征、症状检查、生化检查的设计内容进行相应的体格检查、临床体征检查、生化检验相关体液的采样工作。

（4）报告撰写及分析评价：分析现场调查中所遇到的问题及改进措施，同时分析该辖区各种营养素摄入现状、体格健康现状、营养临床现状、生化检验检测结果合格率并撰写调查报告。

注意事项：实验课前预习熟悉营养调查、膳食调查、体格检查、临床体征检查、生化检验相关理论知识，并掌握相关仪器设备的操作，将理论与实践结合起来，熟悉营养调查的整体流程。

四、实验结果与评价

指导教师根据每组学生的调查设计方案合理性、调查过程中的认真程度，仪器操作规范性以及数据处理正确性给予整体评价，具体要求如下：

（1）对收集到的数据进行归纳整理后，制成统计表格，对调查结果做适当的描述。

（2）根据对人群营养状况的现场调查结果，对其营养素摄入的合理程度、三餐热能来源、蛋白质来源、体格健康状况、临床体征检查、生化指标合格程度等进行综合性分析与评价，查找相关原因，有针对性地提出改进意见。形成一份规范的项目报告《××社区营养现状调查报告》。

五、实验相关资料

相关实验资料，见附件1~5。

（1）附件1：膳食调查相关表格及计算方法参考。

（2）附件2：体格检查方法参考。

（3）附件3：抗坏血酸尿负荷试验。

（4）附件4：营养缺乏症的检查。

（5）附件5：营养调查结果评价指标参考。

附件 1

膳食调查相关表格及计算方法参考

1. 净含量(即所吃熟食折算成生食重)的计算　根据生的食物重量(可食部净重)和熟的食物总重量计算出生熟比例,再根据实际所吃熟食重,推算出所吃生食物重量,以便利用食物成分表计算各种营养素摄入量。

例 1　用标准粉 2500g 做馒头,熟的馒头 3750g,食后剩馒头 750g,问共吃标准粉多少克?

设所吃标准粉重量为 X

$$2500:3750=X:(3750-750)$$
$$X=(2500\times3000)/3750=2000\text{g}$$

例 2　白菜烧肉,用大白菜 5000g,猪肉 500g,烹调后熟重 9000g,食后剩余 2250g,共吃鲜白菜和生猪肉多少克?

设所吃鲜白菜重量为 X_1

$$500:900=X_1-1:(9000-2250)$$
$$X_1=(500\times6750)/9000=3750\text{g}$$

设所吃生猪肉重量为 X_2

$$500:9000=X_2:(9000-2250)$$
$$X_2=(5000\times6750)/9000=375\text{g}$$

2. 计算平均每人每日各种食物摄入量　如上述所食标准粉 2000g,共两人 3 天食用。则平均每人每日食用 2000/(2×3)= 333g,即所食用食物的生食量,除以就餐人数和调查天数,得出平均每人每日各种食物的摄入量。

3. 计算平均每人每日热量及各种营养素摄入量　根据平均每人每日所吃各种食物(净食重)的克数,查食物成分表,按可食部每百克所含热量及营养成分,计算出热量及各种营养素摄入量。例:平均每人早餐食入籼米 30g,查食物成分每 100g 籼米含蛋白质 7.7g,则 30×7.7% =2.31g(蛋白质)。

应用举例　某年 10 月 11~13 日对某校三年级女大学生作膳食调查(用称重法),结果见表 4-3、表 4-4、表 4-5。

表 4-3　每人每日食物量登记表

日期	餐别	饭菜名称	摄入数量	食物名称	摄入量/g
10 月 11 日	早餐	馒头	1 个	标准粉	135×0.6=81
		稀饭(稠)	1 碗	籼米	30
		鸡蛋	1 个		50
	午餐				
	晚餐				
10 月 12 日	早餐	馒头	1 个	标准粉	135×0.6=81
		稀饭(稠)	1 碗	籼米	30
		鸡蛋	1 个		50
	午餐				
	晚餐				

续表

日期	餐别	饭菜名称	摄入数量	食物名称	摄入量/g
10月13日	早餐	馒头	1个	标准粉	135×0.6=81
		稀饭(稠)	1碗	籼米	30
		鸡蛋	1个		50
	午餐				
	晚餐				

表 4-4 平均每人每天食物摄入量计算表

餐别	食物名称	摄入量			总计 A/g	平均每人每天摄取量 A/3(g)
		第一天	第二天	第三天		
早餐	标准粉	81				
	籼米	30				
	鸡蛋	50				
午餐	籼米					
	白菜					
	猪肉					
	青椒					
晚餐	标准粉					
	豆腐					
	猪肉					
	植物油					
	大葱					

表 4-5 每人每日膳食中热能及营养素摄取量计算表

餐别	食物名	摄入量/g	蛋白质/g	脂肪/g	碳水化合物/g	热能/kJ	钙/mg	铁/mg	维生素 A 当量/μg	硫胺素/mg	核黄素/mg	烟酸/mg	抗坏血酸/mg
早餐	标准粉	95	10.64	1.43	67.93	1367.05	29.45	3.33	—	0.27	0.08	1.9	—
	大米	28	2.07	0.22	21.62	405.44	3.64	0.64	—	0.03	0.01	0.53	—
	香蕉	150	2.10	0.30	1.80	571.5	10.5	0.6	15	0.03	0.06	1.05	12
	总计		14.81	1.95	91.35	2343.99	43.59	4.57	15	0.33	0.15	3.48	12
午餐	籼米												
	白菜												
	猪肉												
	青椒												
	总计												
晚餐	标准粉												
	豆腐												
	猪肉												
	植物油												
	大葱												
	总计												
每人每日总摄入量													
RNI 或 AI													

附件 2

体格检查方法参考

体格检查包括身体测量、临床检验、营养缺乏病体征检查三部分，身体测量主要是测量身长、体重、皮下脂肪厚度等指标，了解身体发育情况；营养缺乏病体征检查主要是检查有无营养缺乏病。

1. 身高

使用仪器：TZG 型身高坐高计。

测定方法：受测者赤脚，以立正姿势（躯干挺直，上肢自然下垂，足跟并拢，足尖分开成 60°角）站在身高计的底板上，头部正直，两眼平视，足跟、骶骨及两肩胛间与立柱接触。检测员站在受测者右侧，调整受测者头部，使其耳屏上缘与眼眶下缘最低点保持在同一水平线上，然后下移水平板，轻压在受测者头顶，读数并记录。记录以 cm 为单位，精确到小数点后 1 位。

注意事项：水平板与受测者头顶接触时，松紧要适度（头发蓬松者要压实，头顶有发结、小辫者要解开，饰物要取下）；读数时两眼要与压板等高，两眼低于压板时脚要垫高。

2. 体重

使用仪器：体重计或台秤。

测定方法：将体重计放在平坦地上，调整其零点。受测者自然站立在踏板中央并静止不动。读数稳定后记录。记录以 kg 为单位，精确到小数点后 1 位。

注意事项：受试者站在秤中央，上、下体重计时动作要轻。受测男子只能穿短裤；女子穿短裤、背心。在测量过 25 人时，应校对仪器一次（调整零点）。

3. 皮脂厚度测定

使用仪器：皮脂厚度计

测定方法：受试者自然站立，被测部位充分裸露。测试人员用左手拇指、食指和中指将被测部位皮肤和皮下组织捏提起来，用皮脂厚度计在距离手指捏起部位 1 cm 处钳入测量其厚度，共测试 3 次，取中间值或两次相同的值。记录以 mm 为单位，精确到小数点后 1 位。

（1）上臂部皮脂厚度：测试右上臂后面肩峰至桡骨头连线之中点，即肱三头肌肌腹部位，与上肢长轴平行的皮褶，纵向测试。

（2）肩胛下角皮脂厚度：测试右肩胛骨下角下方 1 cm 处，皮褶走向与脊柱成 45°角。

（3）腹部皮脂厚度：脐旁右侧 2 cm 处，纵向测试。

注意事项：受试者自然站立，肌肉放松，体重应平均落在两腿上。测试时要把皮肤与皮下组织一起捏提起来，但不能把肌肉捏提起来（主动收缩该部位肌肉使其滑脱）。测试前应将皮脂厚度计校准。

附件 3

抗坏血酸尿负荷试验

1. 原理　正常人服用大剂量水溶性维生素后，若体内储备量已足，则尿中可大量排出，若储备量很低或缺乏，则尿中排出极少。空腹服抗坏血酸 500 mg 后，4h 尿中还原型抗坏血酸排出量< 3 mg 为不足，>10 mg 为正常。

还原型抗坏血酸具有羟基，有还原性，能还原染料二氯酚靛酚，该染料在酸性溶液中呈红色,被还原后红色消失,当被测溶液中过量一滴染料时即显红色,以示终点。在无杂质干扰时,在被还原染料的量与其中所含抗坏血酸的浓度成正比。

2. 仪器　500 ml 棕色瓶(1 个),60 ml 棕色瓶(1 个),200 ml 量桶(1 个),2 ml 微量滴定管(1 支),50 ml 锥形瓶(2 个)。

3. 试剂

(1) 抗坏血酸标准液:溶解 0. 1 g 标准抗坏血酸于 1% 草酸中,稀释至 100 ml,再取其中 1 ml 稀释到 50 ml。迅速用以标定染料。

(2) 0. 02% 二氯酚靛酚:溶解 50 mg 二氯酚靛酚于 200 ml 含有 52 mg 碳酸氢钠的温水中,冷却后稀释至 250 ml,过滤后装于棕色瓶中,储藏于冰箱中,每周标定 1 次。标定方法:取 5 ml 1% 草酸,用二氯酚靛酚滴定至粉红色能存在 15 s 以上为终点。滴定所用体积相当于 0. 1 mg 抗坏血酸。由此计算每 ml 二氯酚靛酚相当于抗坏血酸 mg 数。

(3) 1% 草酸。

4. 操作步骤

(1) 实验前将 500 ml 棕色瓶洗净,加入草酸 200 mg。受试者排空尿后立即服抗坏血酸 500 mg,饮水约 1 杯。记录服用时间,收集 4h 内尿液。

(2) 记录 4h 内总尿量,在瓶中保留约 500 ml,调整 PH 在 4~5。

(3) 取 2 ml 尿置三角瓶中,用 2 ml 1% 草酸稀释,并做平行样品。

(4) 立即用二氯酚靛酚滴定至粉红色存在 15s 不退为终点。尿中抗坏血酸含量过高或尿色过深可稀释后滴定。

5. 计算

$$4h\ 尿还原型抗坏血酸(mg) = [(C \times T)/V] \times N$$

式中,C:滴定尿样时所用二氯酚靛酚量(ml);T:1ml 二氯酚靛酚所能氧化的抗坏血酸量(mg);V:滴定时所用尿样量(ml);N:4h 收集尿量(ml)。

附件 4

营养缺乏症的检查(表 4-6)

表 4-6　营养缺乏的体征

部位	体征	缺乏的营养素
全身	消瘦、水肿、发育不良	能量、蛋白质、锌
	贫血	蛋白质、铁、叶酸、维生素 B_{12}、维生素 B_6、维生素 B_2、维生素 C
皮肤	干燥、毛囊角化	维生素 A
	毛囊四周出血点	维生素 C
	癞皮病皮炎	烟酸
	阴囊炎、脂溢性皮炎	维生素 B_2
头发	稀少、失去光泽	蛋白质、维生素 A
眼睛	毕脱氏斑、夜盲、角膜干燥	维生素 A
唇	口角炎、唇炎	维生素 B_2

续表

部位	体征	缺乏的营养素
口腔	齿龈炎、齿龈出血、齿龈水肿	维生素 C
	舌炎、舌猩红、舌肉红	维生素 B_2、烟酸
	地图舌	维生素 B_2、烟酸、锌
指甲	舟状甲	铁
骨骼	颅骨软化、方颅、鸡胸、肋骨串珠、O 形腿、X 形腿	维生素 D、钙
神经	肌肉无力、四肢末端蚁行感、下肢肌肉疼痛	维生素 B_1

附件 5

营养调查结果评价指标参考

(1) 评价每人每日所摄入各种营养素及热能是否满足需要,将膳食调查结果和“推荐摄入量(RNI)”或“适宜摄入量(AI)”标准进行比较,即可了解人群中平均每人每日各种营养素的摄入是否符合要求。一般认为,热能可有±5%的出入,其他营养素允许有±10%的出入,即摄入量占供给量的百分比在90%~110%范围内均属正常,若低于80%,说明体内储存量降低,可能出现缺乏症状,若低于60%,说明严重不足,较易引起缺乏症(表4-7)。

表 4-7　各种营养素及热能评价表

营养素及热能	摄取量	RNI 或 AI	百分比/%	评价
蛋白质/g				
脂肪/g				
碳水化合物				
热量/kJ				
钙/mg				
铁/mg				
维生素 A 当量/μg				
硫胺素/mg				
核黄素/mg				
烟酸/mg				
抗坏血酸/mg				

(2) 其他评价指标

1) 热源质分配比例:既膳食中蛋白质、脂肪、碳水化合物所供给的热能占热能的百分比(表4-8)。

表 4-8　三大营养素所发热量的百分比计算表

名称	摄入量/g	发热系数/(kJ/g)	发热量/kJ	热量百分比/%	要求的热量百分比/%
蛋白质		16.8			10~15
脂肪		37.8			20~25
碳水化合物		16.8			60~70

2）蛋白质来源分布：计算每日摄入优质蛋白和非优质蛋白占所摄入蛋白质总量的百分比（表 4-9）。

表 4-9　蛋白质来源百分比计算表

名称		摄入量	蛋白质百分比/%	要求的百分比
优质蛋白质	动物类食品			>30%
	大豆类食品			
非优质蛋白质—其他				
合计				

3）三餐热能分配百分比：既每日各餐热能占全日热能的百分比，见表 4-10。

表 4-10　三餐热能分配的百分比计算表

餐别	各餐热能/kJ	占百分比/%	三餐热量的百分比/%
早餐			30
午餐			40
晚餐			30
合计			100

（3）身体测量的评价

1）标准体重

身高 165cm 以上者：标准体重（kg）= 身高（cm）－100

身高 165cm 以下者：标准体重（kg）= 身高（cm）－105（男）

标准体重（kg）= 身高（cm）－100（女）

按上式计算，标准体重±10% 为正常体重；超过 10%～20% 为超重；超过 20% 以上为肥胖；低于 10%～20% 为瘦弱；低于 20% 以上为严重瘦弱。

2）体质指数（BMI）

$$BMI = 体重(kg)/身高(m)^2$$

我国成年人的标准：18.5～23.9 为正常，17.0～18.4 为轻度消瘦，16.0～16.9 为中度消瘦，<16.0 中度消瘦，24.0～27.9 超重，≥28.0 为肥胖。

3）皮脂厚度：见表 4-11。

表 4-11　成人肥瘦标准的评价（上臂+背部）

肥胖程度	男性	女性
异常瘦	10(4)	14(8)
瘦	12(5)	21(12)
一般	23(10)	37(20)
肥胖	34(13)	47(25)
过分肥胖	45(18)	59(30)
异常肥胖	60(28)	73(40)

注：（　　）内数值为脐部皮脂厚度 mm

（4）抗坏血酸尿负荷试验结果的评价：4h 尿中排出维生素 C>10mg 为正常，<3mg 为缺乏。

（沈晓丽　周　健）

第二篇 拓展型综合实验

第五章 健康管理综合实验

实验一 健康评估

一、核心知识点

(一) 调查方案的具体设计

调查方案的制订是整个调查工作的实施步骤,对于调查工作的顺利进行具有指导作用。因此,在完成调查指标的设计之后,就要进行调查方案的具体设计。其主要步骤如下:

(1) 明确调查目的:调查研究的提出,总有其特定的背景原因,这就为调查研究提供了目的要求。不同的调查目的,要求选择不同的调查对象,采取不同的调查方法。调查目的是调查研究工作的出发点。

(2) 选择和培训调研人员:不论调查规模大小,都要求有一定的具备调查研究基本素质的调研人员,并进行必要的培训,这样,调查研究才会收到满意的效果。

(3) 确定调查对象:确定调查目的之后,必须确定调查的对象。调查对象是调查材料的来源。确定调查对象是调查研究准备工作的一个重要方面,必须认真对待。调查对象选择得好,可以高效率地完成调查任务,实现调查目的。调查对象选择不当,不但难以得到准确的、全面的材料,而且可能导致得出以偏概全、甚至与客观实际相反的结论。

(4) 学习有关政策和知识:调查研究必须要有党和国家的有关政策法令作为指导。确定了调查目的和调查对象之后,必须认真学习掌握有关政策法令,端正调查研究的指导思想。这样,才能保证调查研究顺利进行。

(5) 拟订调查计划和提纲:调查研究是一个系统工程,需要有计划地进行。所以,调查之前一般都要围绕调查目的拟订调查提纲,写出调查计划。拟订调查计划和提纲必须坚持两个原则,一是必须围绕调查目的;二是要系统而周密。

(6) 设计必要的调查表格和问卷:调查研究提纲制定以后,根据需要可以着手设计调查表格和问卷。调查访问采用表格式的,就用调查表格;采用问卷式的,就用调查问卷。在设计表格和问卷时,应注意做到表格内和问卷中的项目繁简得当。

(7) 调查研究的经费及日常生活用具的准备:开展调查研究工作,需要一定的经费,包括调研人员的差旅费、办公室、调查材料的复制费、调查表格的印刷费以及其他费用等。如果调查规模大,需要费用较多,事先还要与有关部门商定编制切实可行的调研经费预算,落实经费的来源。

（二）文献检索

文献检索（information retrieval）是指根据学习和工作的需要获取文献的过程。

（三）问卷设计

依据调研与预测的目的，列出所需了解的项目，并以一定的格式，将其有序地排列，组合成调查表的活动过程。问卷调查是目前调查业中所广泛采用的调查方式——即由调查机构根据调查目的设计各类调查问卷，然后采取抽样的方式（随机抽样或整群抽样）确定调查样本，通过调查员对样本的访问，完成事先设计的调查项目，最后，由统计分析得出调查结果的一种方式。它严格遵循的是概率与统计原理，因而，调查方式具有较强的科学性，同时也便于操作。这一方式对调查结果的影响，除了样本选择、调查员素质、统计手段等因素外，问卷设计水平是其中的一个前提性条件。

（四）数据统计分析

以实际需要出发，讲解 EpiDatar、SPSS 等软件的应用，并同时讲解 logistic 回归分析等统计分析方法。

二、实验目的

（一）学习目标

以开展慢性非传染性疾病及其危险因素调查为例，让学生掌握科学研究的基本过程，培养学生科研思维，强化科研素养，具备基本调研技能。

（二）知识能力要求

通过本实验的学习，学生应具备如下能力：现场调查分析能力、流行病调查统计分析数据能力、医学检验能力、决策建议能力、综合分析报告能力等。

三、实验内容与安排

（一）实验内容

（1）不同地区、不同人群肥胖、高血压和糖尿病的患病率及变化趋势。

（2）不同地区、不同人群慢病主要危险因素（包括吸烟、饮酒、不合理膳食和身体活动不足等）的分布特点和变化趋势。

（3）慢性非传染性疾病预防控制策略和措施。

（二）内容安排

打破学科限制，按学科将实验内容进行模块化处理，实现多学科的整合。由公共卫生学院进行协调安排，将各实验模块分配到相应教研室，由各教研室完成相关内容的讲授工作及考核工作，具体课时安排和开展顺序可参照下表。同时，一方面，依托公共卫生实验中心，开放学生与科研实验室，实现资源共享，建成满足突发公共卫生应急处置能力培养的多元化综合性教学训练。另一方面，实行本科学生课外科研导师制，学生在实验授课教师和课外科研导师的双重指导下,保质保量地完成各实验模块。

整个实验预计需要 7 次完成,共计 22 学时,具体安排表 5-1。

表 5-1　实验内容安排表

序号	主要内容	课时
1	概论介绍、学生分组及文献查阅:教师将同学按照 5~8 人一组分成若干学习小组。并依据实验模块指定各组针对相关内容进行文献的查阅工作。	2
2	方案讨论:给学生一个初步的实验方案,由各组依据调查目的分别对方案进行修正,包括样本量的核算、抽样方法、调查过程、现场质控等。	2
3	调查表的制订:给学生一个初步的调查表,由各组依据调查目的分别对调查表进行修正,包括调查表的内容是否齐全、逻辑关系是否合理、调查表各数据的是否满足各指标需要。	2
4	预调查:依据实验方案及调查表,首先对调查员及现场工作人员进行培训,然后随机抽取部分样本进行预调查工作,发现实验方案及调查表存在的问题,讨论并修正。	4
5	现场调查:依据最终版的实验方案及调查表,对调查员及现场工作人员进行培训,然后分组到各个调查现场进行调查工作,此过程应做好调查的协调和组织工作、调查的质量控制工作等。	4
6	数据的整理及分析工作:教师讲授 EpiDatar、SPSS 等软件的应用,指导学生完成数据的录入及分析处理工作。此过程注意数据录入的质量控制工作和数据分析方案的制订工作。	4
7	报告的撰写:将实验分成数个部分,由各组完成,让学生掌握结果的分析及描述工作、分析问题及解决问题的技能。	4

四、实验结果与评价

教师就每一部分的核心问题提问,并对每一部分进行讲评总结,形成一份规范的项目报告。

五、实验相关资料

(1) 2010 年中国慢病监测工作手册。

(2) 2010 年中国慢病监测家庭(个人)问卷。

(3) 中国慢性病及其危险因素监测报告(2010)。

(4)《Epidata 3.1 使用教程》。

(5)《SPSS 统计分析教程》。

以上资料请从网上公开资料中搜集。

(翟庆峰)

实验二　心理健康评估

一、核心知识点

心理评估是依据心理学的原则和方法,对所观察的心理行为特性进行评价或测量。它对人的心理行为作定性和定量的评估,是为心理的分析和研究提供客观的资料。常用的心理定量评估则包括各种心理测验和评定量表,一般统称为心理测量。

（一）心理健康评估

心理健康评估是采用心理测量的手段，使用心理学量表，对人的心身健康做出评价的过程。心理健康评估的对象是人，同时包括健康的人与病人。心理健康评估更侧重于预防与评价，它仅仅能够为科研与临床提供可靠的线索。

如果要求对个体进行心理症状的诊断，则需要在心理健康评估的基础上，结合临床表现，对照诊断标准与临床经验，才能够做出恰当的结论。

（二）心理健康评估的方法

心理健康评估常用的方法包括调查法、观察法、座谈法、心理测验法等。

（1）调查法：心理健康评估的调查法一般是针对被试现有的问题来进行的。调查的对象可以是被试的父母、爱人、老师、同学，也可以是其朋友、同事等。由于调查法自身的特点，其准确性容易受到调查对象的主观影响。

（2）观察法：心理健康评估的观察法也有好多种。有自然观察法，有控制观察法。观察法结果的准确性通常依赖于观察者的水平，包括观察能力、分析能力、心理学的基本素养等。

（3）会谈法：基本形式是一种面对面的会谈形式。这种方法最大的优点在于不仅能够得到被试的言语资料，还可以分析被试的一些非言语信息，如表情、身体姿态、穿着打扮等，这些资料都对心理健康评估有直接的辅助作用。座谈法对主试的要求较高。

（4）心理测验法：在心理健康评估中，心理测验占有十分重要的地位。因为直接的心理测验可以对心理现象的某些特定方面进行系统评定，并且测验一般采用标准化、数量化的原则，所得到的结果可以参照常模进行比较，避免一些主观因素的影响。

本部分内容主要从心理测量的角度对心理健康评估进行阐述。

（三）心理健康评估的特点

心理健康评估属于心理测量的一个方面，同时具有心理测量的特点。

（1）间接性：心理健康评估是通过心理测量的手段，对人的心理健康状况做出评价的一个过程。人的心理是属于内在的一个特质，科学发展到今天，我们还无法直接对其进行观察与判断，只能通过人的一些行为表现对其心理状况进行间接的推断。

（2）相对性：我们在对个体的心理健康进行评估时，没有绝对的标准，我们有的只是个体在整个人群中的相对位置。也就是说，我们只能够提供个体的心理健康水平处于人群中的高端、中断，还是低端；或者说与其他人相比处于什么水平。

（3）客观性：心理测量的手段同时也保证了心理健康评估的客观性。心理测量要求从心理学的量表制定，到心理健康评估的实施与计分、结果解释，都必须严格遵循既定的标准。

（四）心理健康评估的内容与实施

心理健康评估是对个体的心理健康状况做出评价的一个过程，而人的心理健康包括许多方面，如：智力、人格、兴趣、成就、职业等，这都属于心理健康评估的内容。评估的不同，评估的方法不同，评估的工具也不同。

（五）心理健康评估的注意事项

（1）保密性原则：心理健康评估属于对人的心理进行评估的一个过程，这应该遵循保密性原则。首先，必须被试进行保密，包括被试的个人资料、被试的心理健康评估的结果，如非特殊情况,不得告知第三方;如果信息泄露,将会对被试造成较大的心理二次伤害。其次,对测量工具的保密。测量工具尽管经过心理学家严格的统计计算、临床验证,具有较高的应用价值,但是一旦大范围的扩散,做到人人皆知,那就失去了评估的价值了。

(2) 不扩散性原则:主要指心理健康评估的结果方面。被试评估结束之后,需要对被试的结果进行解释。每个人的知识、经验各不相同,对某些概念的理解也各不相同,因此需要做到标准化。在取得被试的结果之后,应该严格按照量表手册上面的标准,不过度进行解释,手册上的标准就是结果解释的框架。

(3) 工具的选择:心理健康评估的内容有许多种,同时每种心理健康评估的工具又有多种。在具体实施心理健康评估时,应慎重选择评估的工具(量表)。总体上可以遵循下面几个原则:首先,所选择的工具最好是经过严格的统计及临床验证的,即有良好的信度、效度,临床效果较好,有较好的应用价值。其次,所选择工具参照的常模(评价标准)应该是恰当的,最好是近几年的,并且与评估的对象是一类团体中的人。

(4) 局限性:心理健康评估主要的用途有:作为一个大体筛选的工具,大范围调查某种心理问题的流行性;在心理咨询与心理治疗中,为咨询师(治疗师)提供一个进一步诊断线索;教育科研中提供支持。从上可以看出,心理健康评估具有一定的局限性,那就是不能进行诊断之用,要想对一个来访者进行某种心理健康问题的定性,必须结合其临床表现。因此心理健康评估在具体的使用时,必须考虑其局限性。

二、实验目的

(一) 学习目标

了解心理健康评估的实施、解释过程;了解心理健康评估的各种局限性与注意事项;掌握一种心理健康评估的方法。

(二) 知识能力要求

通过具体参与一种心理健康评估方法的实施,掌握心理健康评估的量表工具、心理健康评估的实施过程、结果解释;掌握心理评估的真正涵义,了解心理学的知识,为以后开展健康教育工作打下良好基础。

三、实验内容与安排

(一) 实验内容

学生可根据心理健康评估的相关理论,选择一种心理健康评估方法(后面提供了部分评估量表的资料)实施,并按照心理健康评估的程序与步骤实施,最后对心理健康评估结果形成书面报告。

通过心理健康评估的实施,在实践过程中学习什么是心理健康评估,如何根据心理健康的内容选择评估工具;在实施过程中主试应该怎么做,如何去控制实施过程中的各种突发状况;如何对评估的分数进行合成,如何对最后结果进行解释。

(二) 内容安排

学生可以分为两组,分别根据自己的兴趣与爱好,选择一种心理健康评估内容,并自己作为主试,另外一组作为被试,从心理健康评估工具的选择、评估的实施、评估的计分,到评估结果的解释四个过程严格执行,并最终形成报告。各个小组内部可以相互讨论,每个小组形成一份完整的书面报告。

注意事项:学生注意实验课前预习熟悉相关理论,能够将理论与实践结合起来,争取熟悉心理健康评估的工具选择、实施及评价的整体流程。如果学生选择的是对人的智力进行评估,那么需要充分地了解智力的概念及各种理论,并掌握智力评估工具的优缺点,综合考虑各个因素,从中选择一个最佳的评估工具。

四、实验结果与评价

心理健康评估最后的结果是通过书面的形式、以一定的格式对被试的心理健康情况做出评估与说明。被试的身份不同,社会经验不同,受教育水平不同,其对心理学知识的理解也不尽相同;如果解释不当,极容易造成很大的误会,并造成心理上的二次伤害。因此在对其提供心理健康评估的结果与评价时,应当尽力以简单明了的文字,避免使用模棱两可的语言,避免过多使用专业语言,文字表达要客观有逻辑,不能加入过多主观推断,不能故弄玄虚;同时也由于心理健康评估的局限性,必须努力做到不过度解释,忠于数据,忠于结果,尽量的少加入一些主观的理解与观点,多从评估手册出发加以阐述。

最后的评估报告可以包含这样一些内容:①被试的各种资料;②心理健康评估的结果与解释;③心理健康评估的结果能否达到预期的目的与要求;④测验结果提示所发现的新问题;⑤对临床诊断、治疗或其他方面有什么建议。

五、实验相关材料

1. 心理健康评估工具一　SCL90。

《症状自评量表-SCL90》(Self-reporting Inventory)是世界上最著名的心理健康测试量表之一,是当前使用最为广泛的精神障碍和心理疾病门诊检查量表。该量表共有 90 个项目,包含有较广泛的精神病症状学内容,从感觉、情感、思维、意识、行为直至生活习惯、人际关系、饮食睡眠等,均有涉及,并采用 10 个因子分别反映 10 个方面的心理症状情况。

SCL90 在具体使用时,可以参照以下几个指标进行评价。

总症状指数:是指总的来看,被试的自我症状评价介于“没有”到“严重”的哪一个水平。总症状指数的分数在 1~1.5,表明被试自我感觉没有量表中所列的症状;在 1.5~2.5,表明被试感觉有点症状,但发生得并不频繁;在 2.5~3.5,表明被试感觉有症状,其严重程度为轻到中度;在 3.5~4.5,表明被试感觉有症状,其程度为中到严重;在 4.5~5 表明被试感觉有,且症状的频度和强度都十分严重。

阳性项目数:是指被评为 2~5 分的项目数分别是多少,它表示被试在多少项目中感到“有症状”。

阴性项目数:是指被评为 1 分的项目数,它表示被试“无症状”的项目有多少。

阳性症状均分:是指个体自我感觉不佳的项目的程度究竟处于哪个水平。其意义与总症状指数的相同。

因子分:SCL-90 包括 9 个因子,每一个因子反映出个体某方面的症状情况,通过因子分可了解症状分布特点。因子分等于组成某一因子的各项总分与组成某一因子的项目数。

当个体在某一因子的得分大于 2 时，即超出正常均分，则个体在该方面就很有可能有心理健康方面的问题。

(1) 躯体化：主要反映身体不适感，包括心血管、胃肠道、呼吸和其他系统的不适，和头痛、背痛、肌肉酸痛，以及焦虑等躯体不适表现。该分量表的得分在 12~60 分。得分在 36 分以上，表明个体在身体上有较明显的不适感，并常伴有头痛、肌肉酸痛等症状。得分在 24 分以下，躯体症状表现不明显。总的说来，得分越高，躯体的不适感越强；得分越低，症状体验越不明显。

(2) 强迫症状：主要指那些明知没有必要，但又无法摆脱的无意义的思想、冲动和行为，还有一些比较一般的认知障碍的行为征象也在这一因子中反映。该分量表的得分在 10~50 分。得分在 30 分以上，强迫症状较明显。得分在 20 分以下，强迫症状不明显。总的说来，得分越高，表明个体越无法摆脱一些无意义的行为、思想和冲动，并可能表现出一些认知障碍的行为征兆。得分越低，表明个体在此种症状上表现越不明显，没有出现强迫行为。

(3) 人际关系敏感：主要是指某些人际的不自在与自卑感，特别是与其他人相比较时更加突出。在人际交往中的自卑感，心神不安，明显的不自在，以及人际交流中的不良自我暗示，消极的期待等是这方面症状的典型原因。该分量表的得分在 9~45 分。得分在 27 分以上，表明个体人际关系较为敏感，人际交往中自卑感较强，并伴有行为症状（如坐立不安，退缩等）。得分在 18 分以下，表明个体在人际关系上较为正常。总的说来，得分越高，个体在人际交往中表现的问题就越多，自卑，自我中心越突出，并且已表现出消极的期待。得分越低，个体在人际关系上越能应付自如，人际交流自信、胸有成竹，并抱有积极的期待。

(4) 抑郁：苦闷的情感与心境为代表性症状，还以生活兴趣的减退，动力缺乏，活力丧失等为特征。还表现出失望、悲观以及与抑郁相联系的认知和躯体方面的感受，另外，还包括有关死亡的思想和自杀观念。该分量表的得分在 13~65 分。得分在 39 分以上，表明个体的抑郁程度较强，生活缺乏足够的兴趣，缺乏运动活力，极端情况下，可能会有想死亡的思想和自杀的观念。得分在 26 分以下，表明个体抑郁程度较弱，生活态度乐观积极，充满活力，心境愉快。总的说来，得分越高，抑郁程度越明显，得分越低，抑郁程度越不明显。

(5) 焦虑：一般指那些烦躁，坐立不安，神经过敏，紧张以及由此产生的躯体征象，如震颤等。该分量表的得分在 10~50 分。得分在 30 分以上，表明个体较易焦虑，易表现出烦躁、不安静和神经过敏，极端时可能导致惊恐发作。得分在 20 分以下，表明个体不易焦虑，易表现出安定的状态。总的说来，得分越高，焦虑表现越明显。得分越低，越不会导致焦虑。

(6) 敌对：主要从三方面来反映敌对的表现：思想、感情及行为。其项目包括厌烦的感觉，摔物，争论直到不可控制的脾气暴发等各方面。该分量表的得分在 6~30 分。得分在 18 分以上，表明个体易表现出敌对的思想、情感和行为。得分在 12 分以下表明个体容易表现出友好的思想、情感和行为。总的说来，得分越高，个体越容易敌对，好争论，脾气难以控制。得分越低，个体的脾气越温和，待人友好，不喜欢争论、无破坏行为。

(7) 恐怖：恐惧的对象包括出门旅行，空旷场地，人群或公共场所和交通工具。此外，还有社交恐怖。该分量表的得分在 7~35 分。得分在 21 分以上，表明个体恐怖症状较为明显，常表现出社交、广场和人群恐惧，得分在 14 分以下，表明个体的恐怖症状不明显。总的说来,得分越高,个体越容易对一些场所和物体发生恐惧,并伴有明显的躯体症状。得分越低,个体越不易产生恐怖心理,越能正常的交往和活动。

(8) 偏执:主要指投射性思维,敌对,猜疑,妄想,被动体验和夸大等。该分量表的得分在 6~30 分。得分在 18 分以上,表明个体的偏执症状明显,较易猜疑和敌对,得分在 12 分以下,表明个体的偏执症状不明显。总的说来,得分越高,个体越易偏执,表现出投射性的思维和妄想,得分越低,个体思维越不易走极端。

(9) 精神病性:反映各式各样的急性症状和行为,即限定不严的精神病性过程的症状表现。该分量表的得分在 10~50 分。得分在 30 分以上,表明个体的精神病性症状较为明显,得分在 20 分以下,表明个体的精神病性症状不明显。总的说来,得分越高,越多地表现出精神病性症状和行为。得分越低,就越少表现出这些症状和行为。

(10) 其他项目(睡眠、饮食等):作为附加项目或其他,作为第 10 个因子来处理,以便使各因子分之和等于总分。

2. 心理健康评估工具二　EPQ 即艾森克人格问卷。

艾森克人格问卷(Eysenck Personality Questionnaire,EPQ)由英国心理学家 H. J. 艾森克编制的一种自陈量表,是在《艾森克人格调查表》(EH)基础上发展而成。20 世纪 40 年代末开始制订,1952 年首次发表,1975 年正式命名。有成人问卷和儿童问卷两种格式。包括四个分量表:内外倾向量表(E),情绪性量表(N),心理变态量表(P,又称精神质)和效度量表(L)。有男女常模。中国的修订本分儿童和成人两式,因量表题目少,使用方便。

有以下评价指标:

内外向:分数高表示人格外向,可能是好交际、渴望刺激和冒险,情感易于冲动。分数低表示人格内向,可能是好静,富于内省,除了亲密的朋友之外,对一般人缄默冷淡,不喜欢刺激,喜欢有秩序的生活方式,情绪比较稳定。

神经质:反映的是正常行为,与病症无关。分数高可能是焦虑、担心、常常郁郁不乐、忧心忡忡,有强烈的情绪反应,以至于出现不够理智的行为。

精神质:并非暗指精神病,它在所有人身上都存在,只是程度不同。但如果某人表现出明显程度,则容易发展成行为异常。分数高可能是孤独、不关心他人,难以适应外部环境,不近人情,感觉迟钝,与别人不友好,喜欢寻衅搅扰,喜欢干奇特的事情,并且不顾危险。

掩饰性:测定被试的掩饰、假托或自身隐蔽,或者测定其社会性朴实幼稚的水平。L 与其他量表的功能有联系,但它本身代表一种稳定的人格功能。

最后根据受测者在各量表上获得的总分(粗分),据常模换算出标准分 T 分[$T=50+10*(X-M)/SD$],便可分析受测者的个性特点。各量表 T 分在 43. 3~56. 7 分为中间型,T 分在 38. 5~43. 3 分或 56. 7~61. 5 分为倾向型,T 分在 38. 5 分以下或 61. 5 分以上为典型。

3. 心理健康评估工具三　抑郁自评量表。

抑郁自评量表(self-rating depression scale,SDS),是含有 20 个项目,分为 4 级评分的自评量表,是由美籍华裔心理学家 Zung 编制的。其特点是使用简便,并能相当直观地反映抑郁患者的主观感受。主要适用于具有抑郁症状的成年人,包括门诊及住院患者。只是对严重迟缓症状的抑郁,评定有困难。同时,SDS 对于文化程度较低或智力水平稍差的人使用效果不佳。主要内容有:

(1) 精神病性情感症状(2 个项目)。

(2) 躯体性障碍(8 个项目)。

(3) 精神运动性障碍(2 个项目)。

(4) 抑郁的心理障碍(8 个项目)。

SDS 总粗分的正常上限为 41 分,分值越低状态越好。标准分为总粗分乘以 1.25 后所得的整数部分。我国以 SDS 标准分≥50 为有抑郁倾向。

此量表极为简单,由 20 道题组成,是自己根据自己一个星期之内的感觉来回答的。在回答时,应注意,有的题目的陈述是相反的意思,例如,心情忧郁的病人常常感到生活没有意思,但题目之中的问题是感觉生活很有意思,那么评分时应注意得分是相反的。这类题目之前加上 * 号,提醒各位检查及被检查者注意。

请根据您近一周的感觉来进行评分,数字的顺序依次为从无、有时、经常、持续。

1. 我感到情绪沮丧,郁闷	1	2	3	4
*2. 我感到早晨心情最好	4	3	2	1
3. 我要哭或想哭	1	2	3	4
4. 我夜间睡眠不好	1	2	3	4
*5. 我吃饭像平时一样多	4	3	2	1
*6. 我的性功能正常	4	3	2	1
7. 我感到体重减轻	1	2	3	4
8. 我为便秘烦恼	1	2	3	4
9. 我的心跳比平时快	1	2	3	4
10. 我无故感到疲劳	1	2	3	4
*11. 我的头脑像往常一样清楚	4	3	2	1
*12. 我做事情像平时一样不感到困难	4	3	2	1
13. 我坐卧不安,难以保持平静	1	2	3	4
*14. 我对未来感到有希望	4	3	2	1
15. 我比平时更容易激怒	1	2	3	4
*16. 我觉得决定什么事很容易	4	3	2	1
*17. 我感到自已是有用的和不可缺少的人	4	3	2	1
*18. 我的生活很有意义	4	3	2	1
19. 假若我死了别人会过得更好	1	2	3	4
*20. 我仍旧喜爱自己平时喜爱的东西	4	3	2	1

结果分析:指标为总分。将 20 个项目的各个得分相加,即得粗分。标准分等于粗分乘以 1.25 后的整数部分。总粗分的正常上限为 41 分,标准总分为 53 分。

抑郁严重度=各条目累计分/80

结果:0.5 以下者为无抑郁;0.5~0.59 为轻微至轻度抑郁;0.6~0.69 为中度重度;0.7 以上为重度抑郁,仅做参考。此评定量表不能用来判断抑郁的性质,所以不是抑郁症的病因及疾病诊断分类用表。因此,测出有抑郁倾向之后,不要急于给予结论,应该及时到精神科门诊进行详细的检查、诊断及治疗。

(郑德伟)

实验三　健康教育项目设计、实施及评价

一、核心知识点

（一）健康教育项目诊断

是通过科学方法调查收集人群和环境相关资料以及对资料进行系统的分析处理，以便判断人群健康问题中的行为和行为因素，为确定健康教育的方法和干预措施提供依据。

（二）健康教育项目的计划设计

确定优先健康项目、确定计划目标、选择干预策略、设计干预措施和方法、安排可利用资源、形成计划并进行形成评价。

（三）健康传播

健康信息的传播是健康教育的重要手段和基本策略。健康传播是指通过各种渠道、运用各种传播媒介和方法，为维护和促进人类健康而收集、制作、传递、分享健康信息的过程。一个基本的传播过程，包括传者、信息、媒介、受传者、效果五大要素构成。即美国政治学家拉斯维尔的 5W 模式：谁(who)、说什么(say what)、通过什么渠道(in which channel)、对谁(to whom)、取得什么效果(with whata effect)。

在制定信息及传播材料时应遵循以下原则：基于科学的数据，令人信服；在文化风俗上令人接受；为所传播的信息注入感情色彩；内容简明、中肯、容易理解。同时应该注意以下几个问题：宣传主题要明确；信息要言简意赅；使用简单易懂的图片来传达讯息；避免专业术语，使用一个或多个简单、易懂、易记的题目或口号；每份材料需限制信息量。

（四）健康教育项目的评价方法

评价又常被称为评估。是通过收集真实而完整的信息，采用科学而且可行的方法，来判断项目是否达到了预定的结果，即是否达到了目标的过程。一般分为以下三类：①对项目计划是否合理的适宜性评价：又称需求评价，也就是前面提到的社区诊断。②对项目是否执行，以及执行的质量和资源使用的过程评价：即测量项目的活动、项目的质量和项目波及的人群范围是否达到项目预定的安排。③对项目执行的效果评价，包括近期和远期效果的评价。

（五）格林模式

即诊断/评估模式。一种综合运用各种行为改变理论的组织框架制订行为干预策略的方法。是由美国著名流行病学、健康教育学专家劳伦斯 · 格林博士创立的。该模式分为两大部分，共有 9 个阶段：第一部分又称为 PRECEDE 部分，即项目开始前的诊断过程，包括 5 个阶段：社会学诊断、流行病学诊断、行为和环境的诊断、教育和组织学诊断以及管理和政策诊断。第二部分又称为 PROCEED 部分，包括实施和评价，而评价又包括过程评价、近期效果评价和远期效果评价三个阶段。

二、实 验 目 的

(1) 掌握应用“格林模式”进行健康教育的诊断调查方法。

(2) 掌握健康教育计划的设计。

(3) 熟悉健康教育的评价方法。

(4) 通过健康传播信息材料的制作及演示过程,掌握拉斯韦尔传播模式的五个传播因素,以及影响健康传播效果的因素与对策,从而培养学生的健康教育知识宣传能力,为以后开展健康教育工作打下良好基础。

三、实验内容与安排

学生可根据健康教育学的相关理论,就烟草控制这一公共卫生问题进行分析讨论,按照健康教育计划制定的步骤来设计一份健康教育项目报告,模拟学习怎么进行健康教育诊断,如何设计健康教育计划,如何实施;选择评价方法。

分为四组,分别完成健康教育诊断、健康教育计划制定、健康信息材料制作及传播、健康教育评价这四个方面,完成各个部分的讨论和书面报告并进行汇报,最后全班整合形成一份完整的项目计划报告。

注意事项:学生注意实验课前预习熟悉相关理论,能够将理论与实践结合起来,争取熟悉健康教育项目的计划设计、实施及评价的整体流程。

四、实验结果与评价

教师就四个方面的书面报告的核心内容进行讲评总结,健康教育诊断是否遵循了“格林模式”;制定的健康教育计划是否目标明确、选择干预策略是否恰当、干预措施和方法是否可行、可利用资源安排是否合理;健康信息材料制作及传播是否采用了拉斯韦尔传播模式,是否分析影响健康传播效果的因素;健康教育评价是否包括了过程评价和效果评价,指标是否科学合理。在教师完整讲评之后形成一份规范的项目计划报告。

(王春平)

实验四　健康促进策略与社区健康管理实践与评价

一、核心知识点

(一) 健康促进(health promotion)的定义及内涵

有关健康促进的含义,随着健康促进的迅速发展而不断发展。世界卫生组织曾经给健康促进作如下定义:“健康促进是促进人们维护和提高他们自身健康的过程,是协调人类与他们环境之间的策略,规定个人与社会对健康各自所负的责任。”美国健康教育学家格林(Lawrence · W · Green)的定义:“健康促进是指一切能促使行为和生活条件向有益于健康改变的教育与环境支持的综合体”。1995 年 WHO 西太区办事处发表《健康新地平线》重要文献，给健康促进的定义为“健康促进是指个人与其家庭、社区和国家一起采取措施，鼓励健康的行为，增强人们改进和处理自身健康问题的能力”。

健康促进的内涵包括：健康促进工作的主体不仅仅是卫生部门，而是社会的各个领域和部门；健康促进强调个体、家庭、社区和各种群体有组织的积极参与；必须促进社会公平与平等，需要组织机构的改变和社会变革；健康促进建立在大众健康生态基础上，强调健康、环境、发展三者的整合。健康促进与健康教育相比，不仅涵盖了健康教育信息传播和行为干预的内容，同时，还强调行为改变所需的组织支持、政策支持、经济支持等环境改变的各项策略。因此，在改变行为中，健康教育比较强调自由，而健康促进则带有约束性。

（二）健康促进的 5 大策略（活动领域）

健康促进的 5 大策略包括制定能促进健康的公共政策（政策倡导）；创造支持的环境（发展大的联盟和社会支持体系）；加强社区行动；发展个人技能（给群众以正确的观念、知识和技能）；调整卫生服务方向。

（三）社区健康管理

社区健康是社会发展的重要目标之一，社区健康管理是初级卫生保健的主要服务内容，可以通过社区提供卫生服务，开展健康教育，社会支持系统等，改变个人和群体的健康，降低死亡率和发病率，提高社区的整体健康水平。结合社区卫生服务的特点和需要，健康管理从以下三个方面开展工作：识别、控制健康危险因素，实施个性化健康教育；指导医疗需求和医疗服务，辅助临床决策；实现全程健康信息管理。

二、实验目的

（1）掌握健康促进的五点策略。
（2）掌握社区健康管理的方法。

三、实验内容与安排

组织学生到社区卫生服务中心或者健康管理中心参观学习，根据 WHO 关于健康促进的含义，考察社区卫生服务中心工作情况，感受社区卫生工作，发现存在问题，思考改进措施。

课前准备：根据学生人数联系参观社区卫生服务中心 1~2 个，学生分组参与不同内容。每 10 名学生为一组，做好实习内容的预习。

现场考察与健康管理的方法：

（1）访谈会：安排两组学生完成，分别从健康促进五点策略和社区健康管理三个方面，拟定访谈提纲，选择访谈对象，按照社会学研究方法组织访谈会，完成会议记录和整理访谈结果。

（2）社区档案查阅学习：安排两组学生完成，学习健康档案的建立和使用，包括个人健康档案、家庭健康档案、社区健康档案的内容有哪些？如何完成建档及管理和利用？建立社区档案是健康促进和健康管理哪些方面的体现？

(3) 入户走访：安排一组学生进行，选择三户居民家庭完成这个工作，可以考虑 2 至 3 人深入一户家庭，完成健康相关问题和家庭基本情况的了解，并根据家庭成员的情况进行针对性的健康教育，学习到如何发展个人技能，帮助个人和家庭创造健康支持性环境。

(4) 专题健康问题的健康教育：安排一组学生完成，学生自行选定社区健康问题制作健康教育讲座的提纲课件，针对健康问题编制多种形式宣传资料，要成为健康教育工作者，先作为传播者来培养自己。

(5) 个体卫生行为和群体卫生行为的教育：安排一组学生完成，选择社区中有利于宣传的地方，发放健康常识宣传单，制作卫生宣传栏，有奖抢答形式进行健康教育等，学会基本的健康宣传，落实到调整卫生服务方向从具体的事项开始。

(6) 社区健康教育评价：安排一组学生完成，课前拟定评价指标，参考社区卫生服务中对健康教育的要求，如每年完成的健康教育讲座情况、卫生宣传栏更换次数和内容、健康教育处方的使用、居民健康知识的知晓率、健康行为率等方面进行了解。

四、实验结果与评价

各组总结，向带教老师和同学就自己参与的相应部分活动进行陈述，总结出社区健康促进和社区健康管理存在的优势和不足，提出相应的意见和建议，带教老师按照健康促进和社区健康管理的相关标准进行指导，每组同学进一步充实自己相应部分的实习报告；汇总各组报告，形成一份规范的整体报告，并且将该报告结果反馈给社区卫生服务中心的工作人员，促进其工作质量的进一步提高。

（王春平）

实验五 孕产妇健康管理

一、核心知识点

（一）孕早期健康管理

孕 12 周前为孕妇建立《孕产妇保健手册》，并进行第 1 次产前随访。

(1) 孕 12 周前由孕妇居住地的乡镇卫生院、社区卫生服务中心建立《孕产妇保健手册》。

(2) 孕妇健康状况评估：询问既往史、家族史、个人史等，观察体态、精神等，并进行一般体检、妇科检查和血常规、尿常规、血型、肝功能、肾功能、乙型肝炎检查，有条件的地区建议进行血糖、阴道分泌物、梅毒血清学试验、HIV 抗体检测等实验室检查。

(3) 开展孕早期个人卫生、心理和营养保健指导，特别要强调避免致畸因素和疾病对胚胎的不良影响，同时进行产前筛查和产前诊断的宣传告知。

(4) 根据检查结果填写第 1 次产前随访服务记录表，对具有妊娠危险因素和可能有妊娠禁忌证或严重并发症的孕妇，及时转诊到上级医疗卫生机构，并在 2 周内随访转诊结果。

（二）孕中期健康管理

孕 16~20 周、21~24 周各进行 1 次随访，对孕妇的健康状况和胎儿的生长发育情况进行评估和指导。

(1) 孕妇健康状况评估:通过询问、观察、一般体格检查、产科检查、实验室检查对孕妇健康和胎儿的生长发育状况进行评估,识别需要做产前诊断和需要转诊的高危重点孕妇。

(2) 对未发现异常的孕妇,除了进行孕期的个人卫生、心理、运动和营养指导外,还应进行预防出生缺陷的产前筛查和产前诊断的宣传告知。

(3) 对发现有异常的孕妇,要及时转至上级医疗卫生机构。出现危急征象的孕妇,要立即转上级医疗卫生机构。

(三) 孕晚期健康管理

(1) 督促孕产妇在孕 28~36 周、37~40 周去有助产资质的医疗卫生机构各进行 1 次随访。

(2) 开展孕产妇自我监护方法、促进自然分娩、母乳喂养以及孕期并发症、合并证防治指导。

(3) 对随访中发现的高危孕妇应根据就诊医疗卫生机构的建议督促其酌情增加随访次数。随访中若发现有意外情况,建议其及时转诊。

(四) 产后访视

乡镇卫生院、村卫生室或社区卫生服务中心(站)在收到分娩医院转来的产妇分娩信息后,应于 3~7 天内到产妇家中进行产后访视,进行产褥期健康管理,加强母乳喂养和新生儿护理指导,同时进行新生儿访视。

(1) 通过观察、询问和检查,了解产妇一般情况、乳房、子宫、恶露、会阴或腹部伤口恢复等情况。

(2) 对产妇进行产褥期保健指导,对母乳喂养困难、产后便秘、痔疮、会阴或腹部伤口等问题进行处理。

(3) 发现有产褥感染、产后出血、子宫复旧不佳、妊娠合并证未恢复者以及产后抑郁等问题的产妇,应及时转至上级医疗卫生机构进一步检查、诊断和治疗。

(4) 通过观察、询问和检查了解新生儿的基本情况。

(五) 产后 42 天健康检查

(1) 乡镇卫生院、社区卫生服务中心为正常产妇做产后健康检查,异常产妇到原分娩医疗卫生机构检查。

(2) 通过询问、观察、一般体检和妇科检查,必要时进行辅助检查对产妇恢复情况进行评估。

(3) 对产妇应进行性保健、避孕、预防生殖道感染、纯母乳喂养 6 个月、婴幼营养等方面的指导。

二、实验目的

(一) 学习目标

掌握孕产妇健康管理的主要内容、服务流程及考核指标;熟悉孕产妇健康管理的服务要求及不同阶段记录表的填写要求。

(二) 知识能力要求

通过对孕产妇健康管理规范的学习,综合运用妇产科学、儿科学、流行病学、卫生统计学等相关学科知识,培养学生的健康管理能力、健康教育能力,为以后工作打下良好基础。

三、实验内容与安排

(一) 实验内容

(1) 城区及农村、不同阶段孕产妇,即孕期(孕早期、孕中期、孕晚期)和产后(产后、产后42)各种记录表的填写。

(2) 城区及农村、不同阶段孕产妇,即孕期(孕早期、孕中期、孕晚期)和产后(产后、产后42)各种考核指标,如早孕建册率、孕妇健康管理率、产后访视率的计算。

(3) 分别评价不同地区、不同阶段孕产妇的健康管理服务规范情况,并撰写分析报告,提出改进建议。

(二) 内容安排

(1) 确定实习地点:按照分层随机抽样方法,从城区和农村各选取一个辖区,即社区卫生服务中心和乡镇卫生院。

(2) 实习同学分组:在城区和农村分别安排部分同学,在此基础上,根据孕期(孕早期、孕中期、孕晚期)和产后(产后、产后42)再次分组。

(3) 实习调查及填写记录表:根据孕期(孕早期、孕中期、孕晚期)和产后(产后、产后42),在指导教师的带领和指导下,每名同学实地访视3~5名孕产妇,并按照填表要求,填写访视记录表(见附表)。

(4) 报告撰写及分析评价:分析现场调查中所遇到的问题,并提出改进措施,同时计算该辖区早孕建册率、孕妇健康管理率、产后访视率及撰写调查报告。

早孕建册率=辖区内孕12周之前建册的人数/该地该时间段内活产数×100%。

孕妇健康管理率=辖区内按照规范要求在孕期接受5次及以上产前随访服务的人数/该地该时间内活产数×100%。

产后访视率=辖区内产后28天内的接受过产后访视的产妇人数/该地该时间内活产数×100%。

注意事项:实验课前预习熟悉相关理论,实验课中能够将理论与实践结合起来,力争掌握孕产妇健康管理的整体流程及服务规范。

四、实验结果与评价

教师就每一部分的核心问题提问,并对每一部分进行讲评总结,形成一份规范的项目实施报告。

五、实验相关资料

(1) 附件1:孕产妇健康管理服务要求。

(2) 附件2:孕产妇健康管理服务流程。

(3) 附件3:孕产妇健康管理各种访视记录表。

附件 1

孕产妇健康管理服务要求

(1) 开展孕产妇健康管理的乡镇卫生院和社区卫生服务中心应当具备服务所需的基本设备和条件。

(2) 从事孕产妇健康管理服务工作的人员应取得相应的执业资格,并接受过孕产妇保健专业技术培训,按照国家孕产妇保健有关规范要求,进行孕产妇全程追踪与管理工作。

(3) 加强与村(居)委会、妇联、计生等相关部门的联系,掌握辖区内孕产妇人口信息。

(4) 加强宣传,在基层医疗卫生机构公示免费服务内容,使更多的育龄妇女愿意接受服务,提高早孕建册率。

(5) 将每次保健服务的信息及检查结果准确、完整地记录在《孕产妇保健手册》和检查或随访记录上,并纳入健康档案管理。

(6) 积极运用中医药方法(如饮食起居、情志调摄、食疗药膳、产后康复等),开展孕期、产褥期、哺乳期保健服务。

附件 2

孕产妇健康管理服务流程(图 5-1)

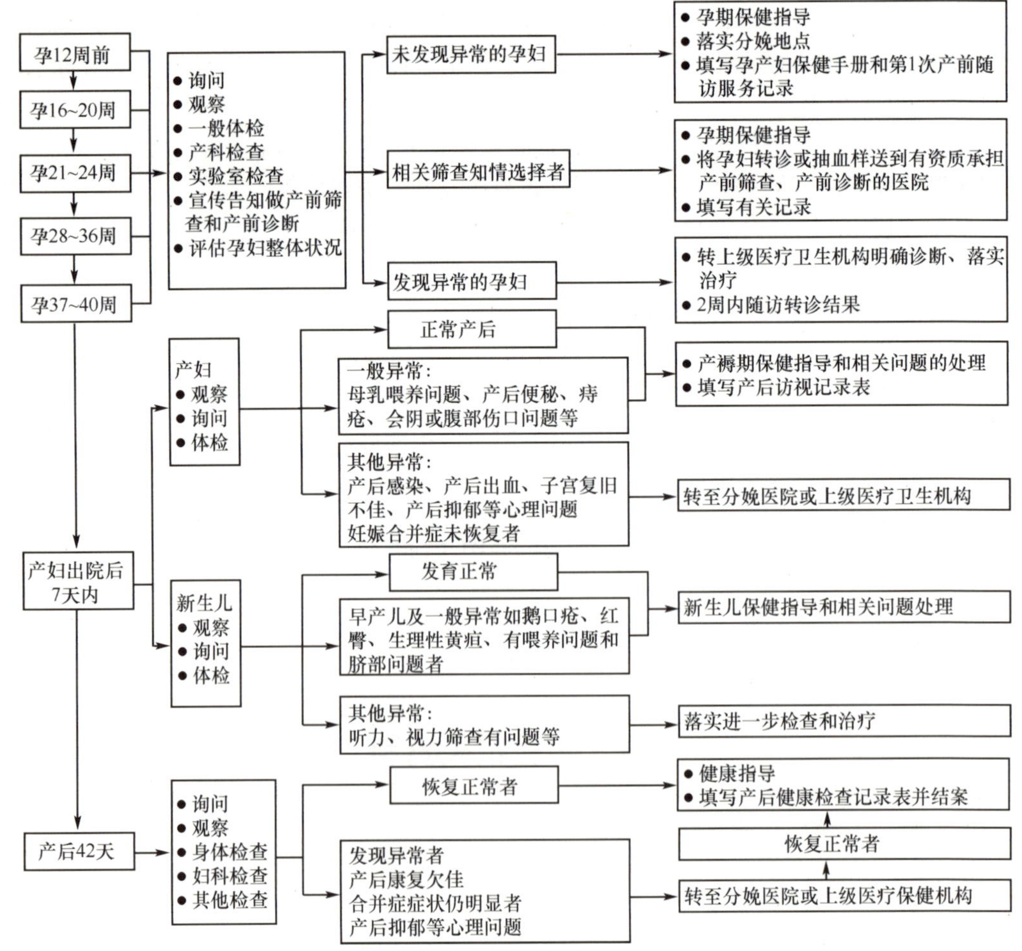

图 5-1　孕产妇健康管理服务流程

附件 3

孕产妇健康管理各种访视记录表

（1）第 1 次产前随访服务记录表，见表 5-2。

（2）第 2~5 次产前随访服务记录表，见表 5-3。

（3）产后访视记录表，见表 5-4。

（4）产后 42 天健康检查记录表，见表 5-5。

表 5-2　第 1 次产前随访服务记录表

姓名：　　　　　　　　　　　　　　　　　　　　　　　　　　　编号□□□-□□□□□

填表日期		年　月　日		填表孕周	周
孕妇年龄					
丈夫姓名		丈夫年龄		丈夫电话	
孕　次		产　　次		阴道分娩____次　剖宫产____次	
末次月经	年　月　日　或不详	预 产 期		年　月　日	
既往史	1 无 2 心脏病 3 肾脏疾病 4 肝脏疾病 5 高血压 6 贫血 7 糖尿病 8 其他________ □/□/□/□/□/□/□				
家族史	1 遗传性疾病史　2 精神疾病史 3 其他________				□/□/□
个人史	1 吸烟　2 饮酒　3 服用药物　4 接触有毒有害物质　5 接触放射线　6 其他_____				□/□/□/□/□
妇科手术史	1 无　2 有________				□
孕产史	1 流产_____　2 死胎_____　3 死产_____　4 新生儿死亡_____　5 出生缺陷儿_____				
身　高	cm		体重	kg	
体质指数			血压	/　　mmHg	
听　　诊	心脏：1 未见异常 2 异常________□		肺部：1 未见异常 2 异常________□		
妇科检查	外阴：1 未见异常 2 异常________□		阴道：1 未见异常 2 异常________□		
	宫颈：1 未见异常 2 异常________□		子宫：1 未见异常 2 异常________□		
	附件：1 未见异常 2 异常________				□
辅助检查	血常规		血红蛋白值________g/L　白细胞计数值________/L 血小板计数值________/L　其他________		
	尿常规		尿蛋白______ 尿糖______ 尿酮体______ 尿潜血______ 其他______		
	血型	ABO			
		Rh*			
	血糖*		________mmol/L		
	肝功能		血清谷丙转氨酶________U/L 血清谷草转氨酶________U/L 白蛋白________g/L 总胆红素________μmol/L 结合胆红素________μmol/L		
	肾功能		血清肌酐________μmol/L　血尿素氮________mmol/L		
	阴道分泌物*		1 未见异常　2 滴虫　3 假丝酵母菌　4 其他________ □/□/□		
			阴道清洁度：1 Ⅰ度 2 Ⅱ度 3 Ⅲ度 4 Ⅳ度________ □		
	乙型肝炎五项		乙型肝炎表面抗原______　乙型肝炎表面抗体______ 乙型肝炎 e 抗原______　乙型肝炎 e 抗体______　乙型肝炎核心抗体______		
	梅毒血清学试验*		1 阴性　2 阳性 □		
	HIV 抗体检测*		1 阴性　2 阳性 □		
	B 超*				

续表

<table>
<tr><td>总体评估</td><td colspan="3">1 未见异常 2 异常________ □</td></tr>
<tr><td>保健指导</td><td colspan="3">1 个人卫生　2 心理　3 营养　4 避免致畸因素和疾病对胚胎的不良影响
5 产前筛查宣传告知　6 其他_______ □/□/□/□/□</td></tr>
<tr><td colspan="4">转诊　1 无　2 有 □
原因:_______　机构及科室:_______</td></tr>
<tr><td>下次随访日期</td><td>年　月　日</td><td>随访医生签名</td><td></td></tr>
</table>

填表说明

(1) 本表由医生在第一次接诊孕妇(尽量在孕 12 周前)时填写。若未建立居民健康档案,需同时建立。随访时填写各项目对应情况的数字。

(2) 填表孕周:为填写此表时孕妇的怀孕周数。

(3) 孕次:怀孕的次数,包括本次妊娠。

(4) 产次:指此次怀孕前,孕期超过 28 周的分娩次数。

(5) 末次月经:此怀孕前最后一次月经的第一天。

(6) 预产期:可按照末次月经推算,为末次月经日期的月份加 9 或减 3,为预产期月份数;天数加 7,为预产期日。

(7) 既往史:孕妇曾经患过的疾病,可以多选。

(8) 家族史:填写孕妇父亲、母亲、丈夫、兄弟姐妹或其他子女中是否曾患遗传性疾病或精神疾病,若有,请具体说明。

(9) 个人史:可以多选。

(10) 孕产史:根据具体情况填写,若有,填写次数,若无,填写“0”。

(11) 体质指数=体重(kg)/身高的平方(m^2)。

(12) 体格检查、妇科检查及辅助检查:进行相应检查,并填写检查结果。

(13) 总体评估:根据孕妇总体情况进行评估,若发现异常,具体描述异常情况。

(14) 保健指导:填写相应的保健指导内容,可以多选。

(15) 转诊:若有需转诊的情况,具体填写。

(16) 下次随访日期:根据孕妇情况确定下次随访查日期,并告知孕妇。

(17) 随访医生签名:随访完毕,核查无误后随访医生签署其姓名。

表 5-3　第 2~5 次产前随访服务记录表

姓名：　　　　　　　　　　　　　　　　　　　　　　　　编号□□□-□□□□□

项目	第 2 次	第 3 次	第 4 次*	第 5 次*
随访日期				
孕周/周				
主诉				
体重/kg				
产科检查　宫底高度/cm				
产科检查　腹围/cm				
产科检查　胎位				
产科检查　胎心率/（次/分钟）				
血压/mmHg	/	/	/	/
血红蛋白/（g/L）				
尿蛋白				
其他辅助检查*				
分类	1 未见异常　□ 2 异常______	1 未见异常　□ 2 异常______	1 未见异常　□ 2 异常______	1 未见异常　□ 2 异常______
指导	1. 个人卫生 2. 膳食 3. 心理 4. 运动 5 其他______	1. 个人卫生 2. 膳食 3. 心理 4. 运动 5. 自我监护 6. 母乳喂养 7 其他______	1. 个人卫生 2. 膳食 3. 心理 4. 运动 5. 自我监测 6. 分娩准备 7. 母乳喂养 8 其他______	1. 个人卫生 2. 膳食 3. 心理 4. 运动 5. 自我监测 6. 分娩准备 7. 母乳喂养 8 其他______
转诊	1 无 2 有　□ 原因：______ 机构及科室：______	1 无 2 有　□ 原因：______ 机构及科室：______	1 无 2 有　□ 原因：______ 机构及科室：______	1 无 2 有　□ 原因：______ 构及科室：______
下次随访日期				
随访医生签名				

填表说明

（1）孕周：为此次随访时的妊娠周数。

（2）主诉：填写孕妇自述的主要症状和不适。

（3）体重：填写此次测量的体重。

（4）产科检查：按照要求进行产科检查，填写具体数值。

（5）血红蛋白、尿蛋白：填写血红蛋白、尿蛋白检测结果。

（6）其他检查：若有其他辅助检查，填写此处。

（7）分类：根据此次随访的情况，对孕妇进行分类，若发现异常，写明具体情况。

（8）指导：可以多选，未列出的其他指导请具体填写。

（9）转诊：若有需转诊的情况，具体填写。

（10）下次随访日期：根据孕妇情况确定下次随访日期，并告知孕妇。

(11) 随访医生签名:随访完毕,核查无误后医生签名。

(12) 第 4 次和第 5 次产前随访服务,应该在确定好的分娩医疗卫生机构或有助产资质的医疗卫生机构进行相应的检查,由乡镇卫生院和社区卫生服务中心提供健康管理服务和记录。

表 5-4　产后访视记录表

姓名:　　　　　　　　　　　　　　　　　　　　　　　　编号□□□-□□□□□

随访日期	年　　月　　日
体温	℃
一般健康情况	
一般心理状况	
血压	/　　　　mmHg
乳房	1 未见异常　2 异常________　□
恶露	1 未见异常　2 异常________　□
子宫	1 未见异常　2 异常________　□
伤口	1 未见异常　2 异常________　□
其他	
分类	1 未见异常　2 异常________　□
指导	1 个人卫生 2 心理 3 营养 4 母乳喂养 5 新生儿护理与喂养 6 其他______　□/□/□/□/□
转诊	1 无　2 有　□ 原因:______ 机构及科室:______
下次随访日期	
随访医生签名	

填表说明

(1) 本表为产妇出院后 3~7 天内由医务人员到产妇家中进行产后检查时填写,产妇情况填写此表,新生儿情况填写"新生儿家庭访视表"。

(2) 一般健康状况:对产妇一般情况进行检查,具体描述并填写。

(3) 血压:测量产妇血压,填写具体数值。

(4) 乳房、恶露、子宫、伤口:对产妇进行检查,若有异常,具体描述。

(5) 分类:根据此次随访情况,对产妇进行分类,若为其他异常,具体写明情况。

(6) 指导:可以多选,未列出的其他指导请具体填写。

(7) 转诊:若有需转诊的情况,具体填写。

表 5-5　产后 42 天健康检查记录表

姓名：　　　　　　　　　　　　　　　　　　　　　　　　　　　　编号□□□-□□□□□

随访日期	年　　月　　日
一般健康情况	
一般心理状况	
血压	/　　　　mmHg
乳房	1 未见异常　2 异常________ □
恶露	1 未见异常　2 异常________ □
子宫	1 未见异常　2 异常________ □
伤口	1 未见异常　2 异常________ □
其他	
分类	1 已恢复　　2 未恢复________ □
指导	1 性保健 □/□/□/□/□ 2 避孕 3 婴儿喂养及营养 4 其他________
处理	1 结案 □ 2 转诊 原因：________ 机构及科室：________
随访医生签名	

填表说明

(1) 一般健康状况：对产妇一般情况进行检查，具体描述并填写。

(2) 血压：如有必要，测量产妇血压，填写具体数值。

(3) 乳房、恶露、子宫、伤口：对产妇进行检查，若有异常，具体描述。

(4) 分类：根据此次随访情况，对产妇进行分类，若为未恢复，具体写明情况。

(5) 指导：可以多选，未列出的其他指导请具体填写。

(6) 处理：若产妇已恢复正常，则结案。若有需转诊的情况，具体填写。

(7) 随访医生签名：检查完毕，核查无误后检查医生签名。

（秦　浩）

实验六　老年健康管理

一、核心知识点

每年为辖区内 65 岁及以上常住居民提供 1 次健康管理服务，包括生活方式和健康状况评估、体格检查、辅助检查和健康指导。同时提供 1 次中医药健康管理服务，内容包括中医体质辨识和中医药保健指导。

(1) 生活方式和健康状况评估：通过问诊及老年人健康状态自评了解其基本健康状况、体育锻炼、饮食、吸烟、饮酒、慢性疾病常见症状、既往所患疾病、治疗及目前用药和生活自理能力等情况。

(2) 体格检查：包括体温、脉搏、呼吸、血压、身高、体重、腰围、皮肤、浅表淋巴结、心脏、肺部、腹部等常规体格检查，并对口腔、视力、听力和运动功能等进行粗测判断。

(3) 辅助检查：包括血常规、尿常规、肝功能(血清谷草转氨酶、血清谷丙转氨酶和总胆红素)、肾功能(血清肌酐和血尿素氮)、空腹血糖、血脂和心电图检测。

(4) 健康指导：告知健康体检结果并进行相应健康指导。

1) 对发现已确诊的原发性高血压和 2 型糖尿病等患者纳入相应的慢性病患者健康管理。

2) 对体检中发现有异常的老年人建议定期复查。

3) 进行健康生活方式以及疫苗接种、骨质疏松预防、防跌倒措施、意外伤害预防和自救等健康指导。

4) 告知或预约下一次健康管理服务的时间。

(5) 中医体质辨识：按照老年人中医药健康管理服务记录表前 33 项问题采集信息，根据体质判定标准进行体质辨识，并将辨识结果告知服务对象。

(6) 中医药保健指导：根据不同体质从情志调摄、饮食调养、起居调摄、运动保健、穴位保健等方面进行相应的中医药保健指导。

二、实 验 目 的

(一) 学习目标

掌握老年人健康管理和中医药健康管理的主要内容、服务流程及考核指标；熟悉老年人健康管理和中医药健康管理的服务要求及不同阶段记录表的填写要求。

(二) 知识能力要求

通过对老年人健康管理和中医药健康管理规范的学习，综合运用诊断学、医学检验学、中医学、流行病学、卫生统计学等相关学科知识，培养学生的健康管理能力、健康教育能力，为以后工作打下良好基础。

三、实验内容与安排

(一) 实验内容

(1) 城区及农村老年人健康查体的操作规范，老年人身体健康现况调查。

(2) 城区及农村老年人健康管理的各种考核指标,如老年人健康管理率、健康体检表完整率、老年人中医药健康管理服务率、老年人中医药健康管理服务记录表完整率的计算。

(3) 分别评价不同地区老年人健康管理服务规范情况,并撰写分析报告,提出改进建议。

(二) 内容安排

(1) 确定实习地点:按照分层随机抽样方法,从城区和农村各选取一个辖区,即社区卫生服务中心和乡镇卫生院,根据辖区老年人数对实习同学进行分组。

(2) 实习调查及填写记录表:在指导教师的带领和指导下,每名同学实地为老年人健康查体 3~5 人,并按照填表要求,填写老年人健康体检表、生活自理能力评估表、老年人中医药健康管理服务记录表、体质判定标准表(表 5-6~表 5-9)。

(3) 报告撰写及分析评价:分析现场调查中所遇到的问题并提出改进措施,同时计算该辖区老年人健康管理率、健康体检表完整率、老年人中医药健康管理服务率、老年人中医药健康管理服务记录表完整率及撰写调查报告。

老年人健康管理率=接受健康管理人数/年内辖区内 65 岁及以上常住居民数×100%。

健康体检表完整率=抽查填写完整的健康体检表数/抽查的健康体检表数×100%。

老年人中医药健康管理服务率=接受中医药健康管理服务 65 岁及以上居民数/年内辖区内 65 岁及以上常住居民数×100%。

老年人中医药健康管理服务记录表完整率=抽查填写完整的中医药健康管理服务记录表/抽查的中医药健康管理服务记录表×100%。

注意事项:实验课前预习熟悉相关理论,实验课中能够将理论与实践结合起来,力争掌握老年人健康管理的整体流程及服务规范。

四、实验结果与评价

教师就每一部分的核心问题提问,并对每一部分进行讲评总结,形成一份规范的项目实施报告。

五、实验相关资料

(1) 附件 1:老年健康管理服务要求。

(2) 附件 2:老年健康管理服务流程。

(3) 附件 3:老年健康管理各种记录表。

附件 1

老年健康管理服务要求

(一) 老年人健康管理

(1) 开展老年人健康管理服务的乡镇卫生院和社区卫生服务中心应当具备服务内容所需的基本设备和条件。

(2) 加强与村(居)委会、派出所等相关部门的联系,掌握辖区内老年人口信息变化。加强宣传,告知服务内容,使更多的老年人愿意接受服务。

(3) 每次健康检查后及时将相关信息记入健康档案。具体内容详见《城乡居民健康档案管理服务规范》健康体检表。对于已纳入相应慢病健康管理的老年人,本次健康管理服务可作为一次随访服务。

(4) 积极应用中医药方法为老年人提供养生保健、疾病防治等健康指导。

(二) 老年人中医药健康管理

(1) 开展老年人中医药健康管理服务可结合老年人健康体检和慢病管理及日常诊疗时间。

(2) 开展老年人中医药健康管理服务的乡镇卫生院、村卫生室和社区卫生服务中心(站)应当具备相应的设备和条件。有条件的地区应利用信息化手段开展老年人中医药健康管理服务。

(3) 开展老年人中医体质辨识工作的人员应当为接受过老年人中医药知识和技能培训的卫生技术人员。开展老年人中医药保健指导工作的人员应当为中医类别执业(助理)医师或接受过中医药知识和技能专门培训能够提供上述服务的其他类别医师(含乡村医生)。

(4) 服务机构要加强与村(居)委会、派出所等相关部门的联系,掌握辖区内老年人口信息变化。

(5) 服务机构要加强宣传,告知服务内容,使更多的老年人愿意接受服务。

(6) 每次服务后要及时、完整记录相关信息,纳入老年人健康档案。

附件 2

老年健康管理服务流程

1. 老年人健康管理,见图 5-2。

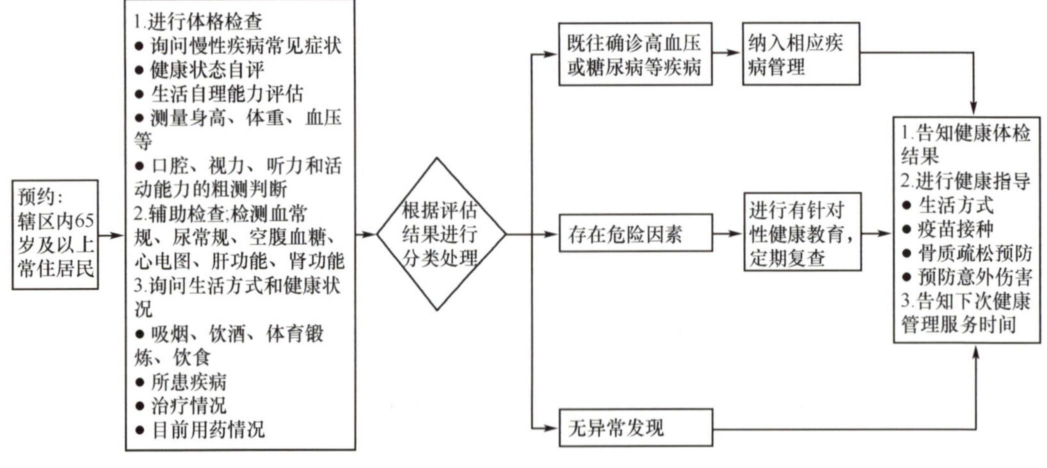

图 5-2　老年人健康管理流程

2. 老年人中医药健康管理，见图 5-3。

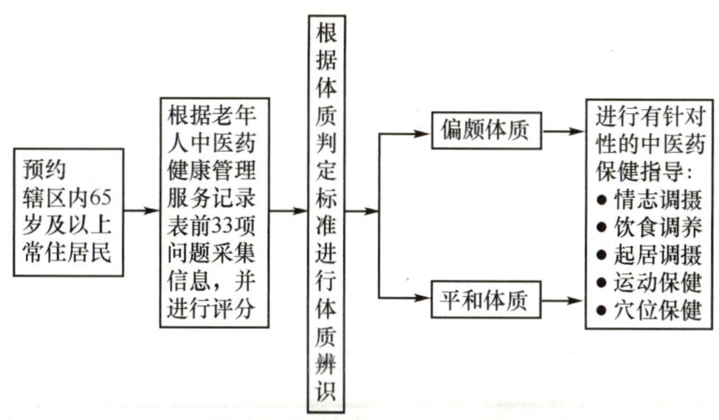

图 5-3 老年人中医药健康管理流程

附件 3

老年健康管理各种记录表

(1) 健康体检表(表 5-6)。

(2) 老年人生活自理能力评估表(表 5-7)。

(3) 老年人中医药健康管理服务记录表(表 5-8)。

(4) 体质判定标准表(表 5-9)。

表 5-6 健康体检表

姓名：　　　　　　　　　　　　　　　　　　　　　　编号□□□-□□□□□

体检日期		年 月 日		责任医生		
内 容	检 查 项 目					
症状	1 无症状 2 头痛 3 头晕 4 心悸 5 胸闷 6 胸痛 7 慢性咳嗽 8 咳痰 9 呼吸困难 10 多饮 11 多尿 12 体重下降 13 乏力 14 关节肿痛 15 视力模糊 16 手脚麻木 17 尿急 18 尿痛 19 便秘 20 腹泻 21 恶心呕吐 22 眼花 23 耳鸣 24 乳房胀痛 25 其他＿＿＿＿ □/□/□/□/□/□/□/□/□/□					
一般状况	体 温	℃	脉 率	次/分钟		
	呼吸频率	次/分钟	血 压	左 侧	/	mmHg
				右 侧	/	mmHg
	身 高	cm	体 重	kg		
	腰 围	cm	体质指数(BMI)	kg/m^2		
	老年人健康状态自我评估*	1 满意 2 基本满意 3 说不清楚 4 不太满意 5 不满意 □				
	老年人生活自理能力自我评估*	1 可自理(0~3 分) 2 轻度依赖(4~8 分) 3 中度依赖(9~18 分) 4 不能自理(≥19 分) □				
	老年人认知功能*	1 粗筛阴性 2 粗筛阳性，简易智力状态检查，总分＿＿＿＿ □				
	老年人情感状态*	1 粗筛阴性 2 粗筛阳性，老年人抑郁评分检查，总分＿＿＿＿ □				

续表

生活方式	体育锻炼	锻炼频率	1 每天 2 每周一次以上 3 偶尔 4 不锻炼 □		
		每次锻炼时间	分钟	坚持锻炼时间	年
		锻炼方式			
	饮食习惯	1 荤素均衡 2 荤食为主 3 素食为主 4 嗜盐 5 嗜油 6 嗜糖 □/□/□			
	吸烟情况	吸烟状况	1 从不吸烟 2 已戒烟 3 吸烟 □		
		日吸烟量	平均 支		
		开始吸烟年龄	岁	戒烟年龄	岁
	饮酒情况	饮酒频率	1 从不 2 偶尔 3 经常 4 每天 □		
		日饮酒量	平均 两		
		是否戒酒	1 未戒酒 2 已戒酒,戒酒年龄:______岁 □		
		开始饮酒年龄	岁	近一年内是否曾醉酒	1 是 2 否 □
		饮酒种类	1 白酒 2 啤酒 3 红酒 4 黄酒 5 其他______ □/□/□/□		
	职业病危害因素接触史	1 无 2 有(工种________从业时间________年) 毒物种类 粉尘________ 防护措施 1 无 2 有________ □ 放射物质________ 防护措施 1 无 2 有________ □ 物理因素________ 防护措施 1 无 2 有________ □ 化学物质________ 防护措施 1 无 2 有________ □ 其他________ 防护措施 1 无 2 有________ □			
脏器功能	口 腔	口唇 1 红润 2 苍白 3 发绀 4 皲裂 5 疱疹 □ 齿列 1 正常 2 缺齿 —┼— 3 龋齿 —┼— 4 义齿(假牙)—┼— 咽部 1 无充血 2 充血 3 淋巴滤泡增生 □			
	视 力	左眼________右眼________(矫正视力:左眼________右眼________)			
	听 力	1 听见 2 听不清或无法听见 □			
	运动功能	1 可顺利完成 2 无法独立完成其中任何一个动作 □			
查体	眼 底*	1 正常 2 异常________ □			
	皮 肤	1 正常 2 潮红 3 苍白 4 发绀 5 黄染 6 色素沉着 7 其他________ □			
	巩 膜	1 正常 2 黄染 3 充血 4 其他________ □			
	淋巴结	1 未触及 2 锁骨上 3 腋窝 4 其他________ □			
	肺	桶状胸:1 否 2 是 □			
		呼吸音:1 正常 2 异常________ □			
		罗 音:1 无 2 干罗音 3 湿罗音 4 其他________ □			
	心脏	心率________次/分钟 心律:1 齐 2 不齐 3 绝对不齐 □ 杂音:1 无 2 有________ □			
	腹 部	压痛:1 无 2 有________ □ 包块:1 无 2 有________ □ 肝大:1 无 2 有________ □ 脾大:1 无 2 有________ □ 移动性浊音:1 无 2 有________ □			
	下肢水肿	1 无 2 单侧 3 双侧不对称 4 双侧对称 □			

续表

<table>
<tr><td rowspan="9">查体</td><td colspan="2">足背动脉搏动</td><td>1 未触及 2 触及双侧对称 3 触及左侧弱或消失 4 触及右侧弱或消失 □</td></tr>
<tr><td colspan="2">肛门指诊*</td><td>1 未及异常 2 触痛 3 包块 4 前列腺异常 5 其他____ □</td></tr>
<tr><td colspan="2">乳 腺*</td><td>1 未见异常 2 乳房切除 3 异常泌乳 4 乳腺包块 5 其他____ □/□/□/□</td></tr>
<tr><td rowspan="5">妇科*</td><td>外阴</td><td>1 未见异常 2 异常____ □</td></tr>
<tr><td>阴道</td><td>1 未见异常 2 异常____ □</td></tr>
<tr><td>宫颈</td><td>1 未见异常 2 异常____ □</td></tr>
<tr><td>宫体</td><td>1 未见异常 2 异常____ □</td></tr>
<tr><td>附件</td><td>1 未见异常 2 异常____ □</td></tr>
<tr><td colspan="2">其 他*</td><td></td></tr>
<tr><td rowspan="15">辅助检查</td><td colspan="2">血常规*</td><td>血红蛋白____g/L 白细胞____$\times 10^9$/L 血小板____$\times 10^9$/L
其他____</td></tr>
<tr><td colspan="2">尿常规*</td><td>尿蛋白____尿糖____尿酮体____尿潜血____
其他____</td></tr>
<tr><td colspan="2">空腹血糖*</td><td>____mmol/L 或 ____mg/dL</td></tr>
<tr><td colspan="2">心电图*</td><td>1 正常 2 异常 □</td></tr>
<tr><td colspan="2">尿微量白蛋白*</td><td>____mg/dL</td></tr>
<tr><td colspan="2">大便潜血*</td><td>1 阴性 2 阳性 □</td></tr>
<tr><td colspan="2">糖化血红蛋白*</td><td>____%</td></tr>
<tr><td colspan="2">乙型肝炎
表面抗原*</td><td>1 阴性 2 阳性 □</td></tr>
<tr><td colspan="2">肝功能*</td><td>血清谷丙转氨酶____U/L 血清谷草转氨酶____U/L
白蛋白____g/L 总胆红素____μmol/L
结合胆红素____μmol/L</td></tr>
<tr><td colspan="2">肾功能*</td><td>血清肌酐____μmol/L 血尿素氮____mmol/L
血钾浓度____mmol/L 血钠浓度____mmol/L</td></tr>
<tr><td colspan="2">血 脂*</td><td>总胆固醇____mmol/L 甘油三酯____mmol/L
血清低密度脂蛋白胆固醇____mmol/L
血清高密度脂蛋白胆固醇____mmol/L</td></tr>
<tr><td colspan="2">胸部 X 线片*</td><td>1 正常 2 异常____ □</td></tr>
<tr><td colspan="2">B 超*</td><td>1 正常 2 异常____ □</td></tr>
<tr><td colspan="2">宫颈涂片*</td><td>1 正常 2 异常____ □</td></tr>
<tr><td colspan="2">其 他*</td><td></td></tr>
<tr><td rowspan="9">中医
体质
辨识*</td><td colspan="2">平和质</td><td>1 是 2 基本是 □</td></tr>
<tr><td colspan="2">气虚质</td><td>1 是 2 倾向是 □</td></tr>
<tr><td colspan="2">阳虚质</td><td>1 是 2 倾向是 □</td></tr>
<tr><td colspan="2">阴虚质</td><td>1 是 2 倾向是 □</td></tr>
<tr><td colspan="2">痰湿质</td><td>1 是 2 倾向是 □</td></tr>
<tr><td colspan="2">湿热质</td><td>1 是 2 倾向是 □</td></tr>
<tr><td colspan="2">血瘀质</td><td>1 是 2 倾向是 □</td></tr>
<tr><td colspan="2">气郁质</td><td>1 是 2 倾向是 □</td></tr>
<tr><td colspan="2">特秉质</td><td>1 是 2 倾向是 □</td></tr>
</table>

续表

现存主要健康问题	脑血管疾病	1 未发现 2 缺血性卒中 3 脑出血 4 蛛网膜下腔出血 5 短暂性脑缺血发作 6 其他________ □/□/□/□/□
	肾脏疾病	1 未发现 2 糖尿病肾病 3 肾衰竭 4 急性肾炎 5 慢性肾炎 6 其他________ □/□/□/□/□
	心脏疾病	1 未发现 2 心肌梗死 3 心绞痛 4 冠状动脉血运重建 5 充血性心力衰竭 6 心前区疼痛 7 其他________ □/□/□/□/□
	血管疾病	1 未发现 2 夹层动脉瘤 3 动脉闭塞性疾病 4 其他________ □/□/□
	眼部疾病	1 未发现 2 视网膜出血或渗出 3 视盘水肿 4 白内障 5 其他________ □/□/□
	神经系统疾病	1 未发现 2 有__________ □
	其他系统疾病	1 未发现 2 有__________ □

住院治疗情况	住院史	入/出院日期	原 因	医疗机构名称	病案号
		/			
		/			
	庭病床史	建/撤床日期	原 因	医疗机构名称	病案号
		/			
		/			

主要用药情况	药物名称	用法	用量	用药时间	服药依从性 1 规律 2 间断 3 不服药
	1				
	2				
	3				
	4				
	5				
	6				

非免疫规划预防接种史	名称	接种日期	接种机构
	1		
	2		
	3		

健康评价	1 体检无异常 □ 2 有异常 异常 1______________ 异常 2______________ 异常 3______________ 异常 4______________

健康指导	1 纳入慢性病患者健康管理 2 建议复查 3 建议转诊 □/□/□/□	危险因素控制: □/□/□/□/□/□ 1 戒烟 2 健康饮酒 3 饮食 4 锻炼 5 减体重(目标________) 6 建议接种疫苗________ 7 其他________

填表说明

(1) 本表用于居民首次建立健康档案以及老年人、高血压、2 型糖尿病和重性精神疾病患者等的年度健康检查。

(2) 表中带有 * 号的项目,在为一般居民建立健康档案时不作为免费检查项目,不同重点人群的免费检查项目按照各专项服务规范的要求执行。

(3) 一般状况:体质指数=体重(kg)/身高的平方(m^2)。

老年人生活自理能力评估:65 岁及以上老年人需填写此项,详见老年人健康管理服务规范(表 5-7)。

老年人认知功能粗筛方法:告诉被检查者“我将要说三件物品的名称(如铅笔、卡车、书),请您立刻重复”。过 1min 后请其再次重复。如被检查者无法立即重复或 1min 后无法完整回忆三件物品名称为粗筛阳性,需进一步行“简易智力状态检查量表”检查。

老年人情感状态粗筛方法:询问被检查者“你经常感到伤心或抑郁吗”或“你的情绪怎么样”。如回答“是”或“我想不是十分好”,为粗筛阳性,需进一步行“老年抑郁量表”检查。

(4) 生活方式

体育锻炼:指主动锻炼,即有意识地为强体健身而进行的活动。不包括因工作或其他需要而必须进行的活动,如为上班骑自行车、做强体力工作等。锻炼方式填写最常采用的具体锻炼方式。

吸烟情况:“从不吸烟者”不必填写“日吸烟量”“开始吸烟年龄”“戒烟年龄”等。

饮酒情况:“从不饮酒者”不必填写其他有关饮酒情况项目。“日饮酒量”应折合相当于白酒“××两”。白酒 1 两折合葡萄酒 4 两、黄酒半斤、啤酒 1 瓶、果酒 4 两。

职业暴露情况:指因患者职业原因造成的化学品、毒物或射线接触情况。如有,需填写具体化学品、毒物、射线名或填不详。

职业病危险因素接触史:指因患者职业原因造成的粉尘、放射物质、物理因素、化学物质的接触情况。如有,需填写具体粉尘、放射物质、物理因素、化学物质的名称或填不详。

(5) 脏器功能

视力:填写采用对数视力表测量后的具体数值,对佩戴眼镜者,可戴其平时所用眼镜测量矫正视力。

听力:在被检查者耳旁轻声耳语“你叫什么姓名”(注意检查时检查者的脸应在被检查者视线之外),判断被检查者听力状况。

运动功能:请被检查者完成以下动作:“两手触枕后部”“捡起这支笔”“从椅子上站起,行走几步,转身,坐下。”判断被检查者运动功能。

(6) 查体

如有异常请在横线上具体说明,如可触及的淋巴结部位、个数;心脏杂音描述;肝脾肋下触诊大小等。建议有条件的地区开展眼底检查,特别是针对高血压或糖尿病患者。

眼底:如果有异常,具体描述异常结果。

足背动脉搏动:糖尿病患者必须进行此项检查。

乳腺:检查外观有无异常,有无异常泌乳及包块。

妇科:外阴　记录发育情况及婚产式(未婚、已婚未产或经产式),如有异常情况请具体描述。

阴道:记录是否通畅,黏膜情况,分泌物量、色、性状以及有无异味等。

宫颈:记录大小、质地、有无糜烂、撕裂、息肉、腺囊肿;有无接触性出血、举痛等。

宫体:记录位置、大小、质地、活动度;有无压痛等。

附件:记录有无块物、增厚或压痛;若扪及块物,记录其位置、大小、质地;表面光滑与否、活动度、有无压痛以及与子宫及盆壁关系。左右两侧分别记录。

(7) 辅助检查

该项目根据各地实际情况及不同人群情况,有选择地开展。老年人,高血压、2 型糖尿病和重性精神疾病患者的免费辅助检查项目按照各专项规范要求执行。

尿常规中的"尿蛋白、尿糖、尿酮体、尿潜血"可以填写定性检查结果,阴性填"-",阳性根据检查结果填写"+"、"++"、"+++"或"++++",也可以填写定量检查结果,定量结果需写明计量单位。

大便潜血、肝功能、肾功能、胸部 X 线片、B 超检查结果若有异常,请具体描述异常结果。其中 B 超写明检查的部位。

其他:表中列出的检查项目以外的辅助检查结果填写在"其他"一栏。

表 5-7 老年人生活自理能力评估表

评估事项、内容与评分	程度等级				
	可自理	轻度依赖	中度依赖	不能自理	判断评分
(1) 进餐:使用餐具将饭菜送入口、咀嚼、吞咽等活动	独立完成	—	需要协助,如切碎、搅拌食物等	完全需要帮助	
评分	0	0	3	5	
(2) 梳洗:梳头、洗脸、刷牙、剃须洗澡等活动	独立完成	能独立地洗头、梳头、洗脸、刷牙、剃须等;洗澡需要协助	在协助下和适当的时间内,能完成部分梳洗活动	完全需要帮助	
评分	0	1	3	7	
(3) 穿衣:穿衣裤、袜子、鞋子等活动	独立完成	—	需要协助,在适当的时间内完成部分穿衣	完全需要帮助	
评分	0	0	3	5	
(4) 如厕:小便、大便等活动及自控	不需协助,可自控	偶尔失禁,但基本上能如厕或使用便具	经常失禁,在很多提示和协助下尚能如厕或使用便具	完全失禁,完全需要帮助	
评分	0	1	5	10	
(5) 活动:站立、室内行走、上下楼梯、户外活动	独立完成所有活动	借助较小的外力或辅助装置能完成站立、行走、上下楼梯等	借助较大的外力才能完成站立、行走,不能上下楼梯	卧床不起,活动完全需要帮助	
评分	0	1	5	10	
总评分					

表 5-8 老年人中医药健康管理服务记录表

姓名： 编号：□□□-□□□□□

请根据近一年的体验和感觉，回答以下问题	没有（根本不/从来没有）	很少（有一点/偶尔）	有时（有些/少数时间）	经常（相当/多数时间）	总是（非常/每天）
（1）您精力充沛吗？（指精神头足，乐于做事）	1	2	3	4	5
（2）您容易疲乏吗？（指体力如何，是否稍微活动一下或做一点家务劳动就感到累）	1	2	3	4	5
（3）您容易气短，呼吸短促，接不上气吗？	1	2	3	4	5
（4）您说话声音低弱无力吗？（指说话没有力气）	1	2	3	4	5
（5）您感到闷闷不乐、情绪低沉吗？（指心情不愉快，情绪低落）	1	2	3	4	5
（6）您容易精神紧张、焦虑不安吗？（指遇事是否心情紧张）	1	2	3	4	5
（7）您因为生活状态改变而感到孤独、失落吗？	1	2	3	4	5
（8）您容易感到害怕或受到惊吓吗？	1	2	3	4	5
（9）您感到身体超重不轻松吗？（感觉身体沉重） [BMI 指数=体重(kg)/身高^2(m)]	1 （BMI<24）	2 （24≤BMI<25）	3 （25≤BMI<26）	4 （26≤BMI<28）	5 （BMI≥28）
（10）您眼睛干涩吗？	1	2	3	4	5
（11）您手脚发凉吗？（不包含因周围温度低或穿得少导致的手脚发冷）	1	2	3	4	5
（12）您胃脘部、背部或腰膝部怕冷吗？（指上腹部、背部、腰部或膝关节等，有一处或多处怕冷）	1	2	3	4	5
（13）您比一般人耐受不了寒冷吗？（指比别人容易害怕冬天或是夏天的冷空调、电扇等）	1	2	3	4	5
（14）您容易患感冒吗？（指每年感冒的次数）	1 一年<2 次	2 一年感冒 2~4 次	3 一年感冒 5~6 次	4 一年 8 次以上	5 几乎每月都感冒
（15）您没有感冒时也会鼻塞、流鼻涕吗？	1	2	3	4	5
（16）您有口黏口腻，或睡眠打鼾吗？	1	2	3	4	5

续表

请根据近一年的体验和感觉，回答以下问题	没有 （根本不/从来没有）	很少 （有一点/偶尔）	有时 （有些/少数时间）	经常 （相当/多数时间）	总是 （非常/每天）
（17）您容易过敏吗？（对药物、食物、气味、花粉或在季节交替、气候变化时）	1 从来没有	2 一年1、2次	3 一年3、4次	4 一年5、6次	5 每次遇到上述原因都过敏
（18）您的皮肤容易起荨麻疹吗？（包括风团、风疹块、风疙瘩）	1	2	3	4	5
（19）您的皮肤在不知不觉中会出现青紫瘀斑、皮下出血吗？（指皮肤在没有外伤的情况下出现青一块紫一块的情况）	1	2	3	4	5
（20）您的皮肤一抓就红，并出现抓痕吗？（指被指甲或钝物划过后皮肤的反应）	1	2	3	4	5
（21）您皮肤或口唇干吗？	1	2	3	4	5
（22）您有肢体麻木或固定部位疼痛的感觉吗？	1	2	3	4	5
（23）您面部或鼻部有油腻感或者油亮发光吗？（指脸上或鼻子）	1	2	3	4	5
（24）您面色或目眶晦暗，或出现褐色斑块/斑点吗？	1	2	3	4	5
（25）您有皮肤湿疹、疮疖吗？	1	2	3	4	5
（26）您感到口干咽燥、总想喝水吗？	1	2	3	4	5
（27）您感到口苦或嘴里有异味吗？（指口苦或口臭）	1	2	3	4	5
（28）您腹部肥大吗？（指腹部脂肪肥厚）	1 （腹围<80cm，相当于2.4尺）	2 （腹围80~85cm，2.4~2.55尺）	3 （腹围86~90cm，2.56~2.7尺）	4 （腹围91~105cm，2.71~3.15尺）	5 （腹围>105cm或3.15尺）
（29）您吃（喝）凉的东西会感到不舒服或者怕吃（喝）凉的东西吗？（指不喜欢吃凉的食物，或吃了凉的食物后会不舒服）	1	2	3	4	5
（30）您有大便黏滞不爽、解不尽的感觉吗？（大便容易粘在马桶或便坑壁上）	1	2	3	4	5
（31）您容易大便干燥吗？	1	2	3	4	5
（32）您舌苔厚腻或有舌苔厚厚的感觉吗？（如果自我感觉不清楚可由调查员观察后填写）	1	2	3	4	5
（33）您舌下静脉瘀紫或增粗吗？（可由调查员辅助观察后填写）	1	2	3	4	5

续表

请根据近一年的体验和感觉，回答以下问题					没有 （根本不/从来没有）	很少 （有一点/偶尔）	有时 （有些/少数时间）	经常 （相当/多数时间）	总是 （非常/每天）
体质类型	气虚质	阳虚质	阴虚质	痰湿质	湿热质	血瘀质	气郁质	特禀质	平和质
体质辨识	1. 得分____ 2. 是 3. 倾向是	1. 得分____ 2. 是 3. 倾向是	1. 得分____ 2. 是 3. 倾向是	1. 得分____ 2. 是 3. 倾向是	1. 得分____ 2. 是 3. 倾向是	1. 得分____ 2. 是 3. 倾向是	1. 得分____ 2. 是 3. 倾向是	1. 得分____ 2. 是 3. 倾向是	1. 得分____ 2. 是 3. 基本是
中医药保健指导	1. 情志调摄 2. 饮食调养 3. 起居调摄 4. 运动保健 5. 穴位保健 6. 其他：______	1. 情志调摄 2. 饮食调养 3. 起居调摄 4. 运动保健 5. 穴位保健 6. 其他：______	1. 情志调摄 2. 饮食调养 3. 起居调摄 4. 运动保健 5. 穴位保健 6. 其他：______	1. 情志调摄 2. 饮食调养 3. 起居调摄 4. 运动保健 5. 穴位保健 6. 其他：______	1. 情志调摄 2. 饮食调养 3. 起居调摄 4. 运动保健 5. 穴位保健 6. 其他：______	1. 情志调摄 2. 饮食调养 3. 起居调摄 4. 运动保健 5. 穴位保健 6. 其他：______	1. 情志调摄 2. 饮食调养 3. 起居调摄 4. 运动保健 5. 穴位保健 6. 其他：______	1. 情志调摄 2. 饮食调养 3. 起居调摄 4. 运动保健 5. 穴位保健 6. 其他：______	1. 情志调摄 2. 饮食调养 3. 起居调摄 4. 运动保健 5. 穴位保健 6. 其他：______
填表日期		年　月　日			医生签名				

填表说明

（1）采集信息时要能够反映老年人平时的感受，避免采集老年人的即时感受。

（2）采集信息时要避免主观引导老年人的选择。

（3）记录表所列问题不能空项，须全部询问填写。

（4）询问结果应在相应分值内划“√”，并将计算得分填写在相应空格内。

（5）体质辨识：医务人员应根据体质判定标准表（表 5-9）进行辨识结果判定，偏颇体质为“是”“倾向是”，平和体质为“是”“基本是”，并在相应选项上划“√”。

（6）中医药保健指导：请在所提供指导对应的选项上划“√”，可多选。其他指导请注明。

(7) 中医体质辨识:该项由有条件的地区基层医疗卫生机构中医医务人员或经过培训的其他医务人员填写。根据不同的体质辨识,提供相应的健康指导。

体质辨识方法:采用量表的方法,依据中华中医药学会颁布的《中医体质分类与判定标准》进行测评。

(8) 现存主要健康问题:指曾经出现或一直存在,并影响目前身体健康状况的疾病。可以多选。(本栏内容老年人健康管理年度体检时不需填写)

(9) 住院治疗情况:指最近 1 年内的住院治疗情况。应逐项填写。日期填写年月,年份必须写 4 位。如因慢性病急性发作或加重而住院/家庭病床,请特别说明。医疗机构名称应写全称。

(10) 主要用药情况(老年人健康管理年度体检时不需填写"服药依从性"一栏):对长期服药的慢性病患者了解其最近 1 年内的主要用药情况,西药填写化学名(通用名)而非商品名,中药填写药品名称或中药汤剂,用法、用量按医生医嘱填写。用药时间指在此时间段内一共服用此药的时间,单位为年、月或天。服药依从性是指对此药的依从情况,"规律"为按医嘱服药,"间断"为未按医嘱服药,频次或数量不足,"不服药"即为医生开了处方,但患者未使用此药。

(11) 非免疫规划预防接种史:填写最近 1 年内接种的疫苗的名称、接种日期和接种机构。疫苗名称填写应完整准确。

该表为自评表,根据下表中 5 个方面进行评估,将各方面判断评分汇总后,0~3 分者为可自理;4~8 分者为轻度依赖;9~18 分者为中度依赖;≥19 分者为不能自理。

表 5-9 体质判定标准表

体质类型及对应条目	条 件	判定结果
气虚质(2)(3)(4)(14) 阳虚质(11)(12)(13)(29) 阴虚质(10)(21)(26)(31) 痰湿质(9)(16)(28)(32) 湿热质(23)(25)(27)(30) 血瘀质(19)(22)(24)(33) 气郁质(5)(6)(7)(8) 特禀质(15)(17)(18)(20)	各条目得分相加≥11 分	是
	各条目得分相加 9~10 分	倾向是
	各条目得分相加≤8 分	否
平和质(1)(2)(4)(5)(13) [其中,(2)(4)(5)(13)反向计分,即 1→5,2→4,3→3,4→2,5→1]	各条目得分相加≥17 分,同时其他 8 种体质得分都<8 分	是
	各条目得分相加≥17 分,同时其他 8 种体质得分都<10 分	基本是
	不满足上述条件者	否

(秦 浩)

第六章 公共卫生危机管理综合实验

实验一 突发公共卫生事件的现场调查与处置

一、核心知识点

（一）突发公共卫生事件的定义

突发公共卫生事件是指突然发生，造成或者可能造成社会公众健康严重损害的重大传染病疫情、群体性不明原因疾病、重大食物和职业中毒以及其他严重影响公众健康的事件。

（二）突发公共卫生事件的现场调查和处置

（1）基本目的：通过对可能或已发生的突发公共卫生事件的现场调查与处置，确定事件性质与强度，查明病因和相关危险因素，可以提出有针对性预防控制措施，及时控制和消除事件的危害和影响，从而保障公众的身体健康与生命安全。

（2）主要工作：县级疾病预防控制机构接到事件相关信息后，应立即核实信息是否属实，经初步证实后立即报告同级卫生行政部门，并迅速组织进行现场调查和实施控制措施。当事件规模达到突发公共卫生事件相应级别时，根据分级处置的原则，应建议卫生行政部门报请当地政府启动突发公共卫生事件应急预案，并按照图 6-1 所示流程开展工作。

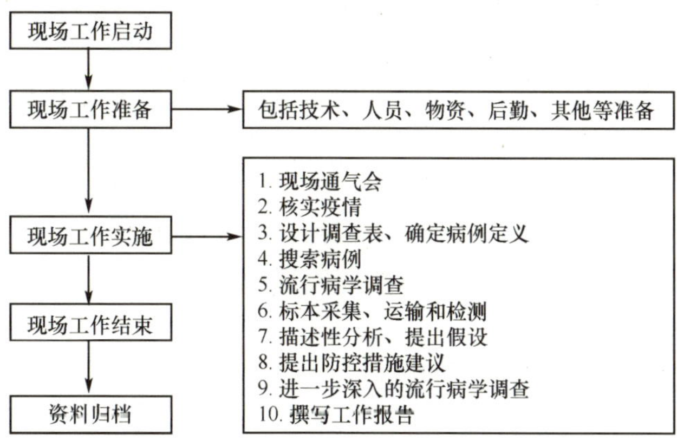

图 6-1 突发公共卫生事件现场调查与处置流程

（1）现场处置准备：现场工作组在赶赴现场前，应了解事件的性质、发生的地点（单位）、时间、发病人数、死亡人数、受威胁人数；对已有的资料进行分析，形成初步假设，针对假设起草现场工作方案。并从技术、人员、物资和后勤保障等方面进行准备。

(2) 现场工作实施:事件的调查与处置必须根据预案(或技术方案)的规定有序进行。可分为以下几个步骤:

1) 现场通气会:现场工作组一旦到达现场,应立即与当地有关部门一起召开有关会议,听取汇报,了解情况,交流意见,确定现场工作计划,商议初步的预防控制措施实施计划,安排布置有关工作。

2) 核实疫情:与参与诊治的临床医生进行访谈,查阅病历记录,核实化验结果,收集临床相关资料;访视部分病例,必要时亲自对现症病例进行体格检查和采样检测。根据病例的临床表现、实验室结果,结合流行病学资料进行综合分析,对疫情性质做出初步判断。

3) 设计调查表,确定病例定义:根据事件性质,采用现有调查表或根据现场具体情况进行补充修订或重新拟订。在病原或流行因素还未明确的情况下,调查表的内容应该全面和详尽,包括基本信息、临床相关信息、流行病学信息、采样及检测结果等。在现场调查早期或搜索病例阶段,建议使用敏感性高的病例定义;在病因研究阶段应使用特异性高的病例定义。

4) 搜索病例:在初步调查的基础上建立病例定义,分为确诊病例、临床诊断病例、疑似病例。按照病例定义开展病例搜索,列出病例信息清单(或一览表),并对病例进行流行病学个案调查。

5) 流行病学调查:对发现并核实后的每一个病例都应及时地进行详尽的流行病学调查,完整逐项地填写个案调查表。在个案调查的基础上,根据需要,有针对性地开展某些专题调查。

6) 标本采集、运输和检测:根据调查情况,采集患者、宿主动物和传播媒介等标本,即时进行实验室血清学和病原学检测,明确病因或病因线索。

7) 描述性分析,提出假设:在全面调查的基础上,对调查资料进行整理归纳分析,选用恰当的统计图表,以形象、直观、明了的方式展示疾病三间分布状况。必要时,建立和提出病因假设。

8) 提出防控措施建议:事件发生初期,即使没有明确的与病因有关的流行病学证据,也要提出并采取特定的公共卫生措施。

9) 进一步深入的流行病学调查:针对可能的危险因素、传播途径和暴露人群,应用病例对照研究、队列研究(大多为回顾性队列研究)等分析流行病学研究方法,对病因假设、传播规律等进行调查。

10) 撰写现场工作报告:现场调查报告包括初次报告、进程报告、阶段报告、结案报告。在暴发疫情应急处理过程中要及时完成相应的现场报告。包括发生(初次)报告、进程报告、结案报告。

(3) 现场工作结束与总结:当现场调查资料的收集和初步分析工作基本完成,事件得到有效控制,可结束现场工作。在撤离现场前应与当地有关部门召开会议,对现场流行病学调查和处置工作进行正式的总结,反馈调查结果和工作建议。并及时将现场调查资料进行归档。

二、实验目的

(1) 通过对突发公共卫生事件典型案例的分析、讨论,使学生掌握突发公共卫生事件应急调查技能和处置方法，熟悉国家处置突发公共卫生事件的有关法律法规。

(2) 通过对突发公共卫生事件现场处置案例的分析和讨论，提高学生对突发公共卫生事件的理解和认识，提高其处置事件的能力。

三、实验内容与安排

(1) 要求学生复习并掌握突发公共卫生事件的概念和处置措施，熟悉国家处置突发公共卫生事件的有关法律法规和要求，传染病流行病学及暴发调查的相关知识，了解我国突发公共卫生事件的现状等背景知识。

(2) 结合下面的实验案例，在带教老师的指导下，学生分组讨论本实验案例所提出的问题，并完成问题中相关指标的计算。最后教师进行总结，学生课后独立完成实验报告。

四、实验相关资料

【实验案例】

1998 年 7 月 15 日，某市 G 医院接到群众急救电话报告，与其毗邻的长途客运站一名男子晕倒。G 医院立即组织急救出诊，将该男子收入院。患者张某，25 岁，为外来务工人员，在某建筑工地打工。7 月 13 日出现腹泻呕吐症状，无痛性腹泻达每日 10 余次，排出的粪便初为黄色稀便，后为水样便；呕吐为喷射性，不伴恶心，每日 5 次，导致其无法继续务工，故欲回老家治病休养。7 月 15 日到长途客运站后，因体力不支晕倒。

【问题讨论】

(1) 针对张某这类病因不明疾病的急诊患者，你考虑应从哪些方面入手进行诊断？

(2) 请根据你所掌握的知识，列出几种与张某临床表现相似的肠道传染病。

(3) 根据已知张某的临床资料，请为问题 2 所列出的每一种疾病列出支持的证据和不支持的证据，然后对列出的可疑疾病逐个进行排除。

(4) 现在还剩下哪几个疾病？如果要在这几个疾病中确定究竟是哪个疾病，尚须做哪些检查，补充哪些方面的资料？据该市卫生防疫部门通报，当地已有 10 余年未发生霍乱疫情，但自今年 6 月以来陆续发生二十余例病例，因此要求各医院加强门诊霍乱病例监测，逢泻必检。结合张某的临床表现，医生考虑应该首先确定是否为霍乱。对张某大便的悬滴检查显示，镜下可见运动活泼呈穿梭状的弧菌。故初步诊断为：霍乱疑似病例。

(5) 当发现传染病时，医院接诊医生应开展哪些工作？

(6) 当发现甲类传染病时，医院应该如何报告？对报告时限有什么要求？

医院立即向该市疾病预防控制中心(CDC)作了报告。对张某按肠道传染病进行隔离治疗；并按要求对张某的吐泻物和接诊病室、医院外环境进行消毒处理；在医院各科室对腹泻病人进行排查。

(7) CDC 接到疫情电话报告时，需了解哪些情况，开展哪些工作？

医院报告：患者 2 个月前来到本地，一直居住在其务工的建筑工地工棚内，主要与老乡及同事接触，没有外出史，其打工的建筑工地近期出现多例相同症状病例。

(8) 请问该起事件是否为疾病暴发？

(9) 请阐述疾病暴发的调查步骤。

晚 18 时左右，CDC 专业人员赶到医院对张某进行个案调查。在核实诊断后，即刻赶赴患者居住工地开展流行病学调查。调查结果如下：该工地为一新开发正在修建的小区，工地周围散在居住约2000名村民。由于工作任务不同，工人分2个工棚居住，患者所住工棚位于小区工地外，共52人，最小20岁，最大51岁，除2名女性负责做饭外，其余均为男性。另一工棚在小区内，大多数工人均居住于此，约200余人。两个工棚距离约500米，平时工人来往不多，仅老乡间偶尔走动。调查发现，患者所在工棚有14人一周内有腹泻史，其中2人已痊愈，当日还有5人腹泻且症状严重，每天腹泻均达7~8次，伴呕吐，2人已出现脱水症状。据工人反映，该工棚有2名工人1h前已赶往火车站准备乘火车返乡。另一工棚内尚未出现腹泻、呕吐病例。

病例发病时间分布：7月11日(3例)、12日(3例)、13日(4例)、14日(3例)、15日(1例)。

(10) 请绘制该病的病例发病时间分布图，并根据时间分布图的特征判断本次疾病暴发的暴露类型。

(11) 对该工地、患者和其他工人应该如何处置？

(12) 对离开准备返乡的2名工人应该如何处置？

CDC工作人员对患者所在工棚所有人员及另一工棚中近期与患者有过密切接触史的4名老乡采集了粪便标本。同时采集该工棚水桶中饮用水、当日剩余食物、地面、桌面、门把手、排泄物可能污染的环境标本进行送检。检验结果发现除患者及其他有症状者粪便霍乱弧菌培养结果阳性外，同时尚有9人为阳性结果，另一工棚的密切接触者未出现阳性结果。饮用水、地面、门把手等部分环境标本为阳性。经调查，患者所在工棚自己解决餐饮问题，食物是2名女性工人烹饪，近期均为熟食。饮用水则来源于附近一村民家自抽井水。另一工棚的饮食则由建筑公司提供，饮用水为自来水。

(13) 请阐述霍乱密切接触者的处理原则。

(14) 你认为是否应该对该工地周围居住的村民进行调查？

(15) 你认为造成本次霍乱暴发的原因可能有哪些？

(16) 请阐述确定首发病例的意义？

(17) 应该如何进一步查找传播途径和传染源？

据了解，该工地工人大多来自农村，有喝生水的习惯，为进一步确定喝生水的习惯与患病的关系，进行了病例对照研究。结果见表6-1。

表6-1　是否有喝生水的习惯与霍乱的病例对照

是否有喝生水的习惯	病例组	对照组	合计
是	20	7	27
否	4	21	25
合计	24	28	52

(18) 请对表6-1进行统计分析，计算关联强度指标，并对结果做出合理解释。

水井水样的检查结果为霍乱弧菌阳性。井水所属村民家共5人，1人检出阳性。环境调查显示，该井位于一个小山坡下，在距该井约50米的山坡上，有1户村民居住，该户村民家使用的厕所为旱厕，近来由于雨水较多，该户村民家厕所污水溢出，沿山坡流下，对井水造成了持续污染。对该户村民家庭成员的大便检查显示，其户主大便霍乱弧菌培养阳性，但未发病。10 天前该户主刚从邻乡打工回来。

(19) 要确定该户主是为本次霍乱疫暴发的传染源需要哪些证据？

(20) 是否需要对该户主打工的邻乡进行调查？

(21) 是否需要对疫区采取 H 锁措施？为什么？

(22) 请阐述对被污染的井水的处置措施。

经对发现的患者和大便培养阳性者的隔离治疗，对患者所在工棚工人和密切接触者的预防性服药，更换水源及对疫区环境采取灭蝇等消毒措施后，疫情很快得到控制，除 7 月 16 日患者所在工棚的工人中出现 1 例新病人外，1 周内再没有新病例发生，遂于 7 月 22 日解除了对疫区的封锁。

(23) 应该从哪些方面评价突发公共卫生事件的处置过程、措施和效果？

（王春平）

实验二　传染病暴发调查

一、核心知识点

（一）传染病暴发调查的基本步骤

1. 暴发信息的确认　传染病暴发是突发公共卫生事件较常见的类型之一。暴发调查在控制传染病疫情过程中起着重要作用，而暴发疫情的确认是暴发调查的首要任务。疾病暴发的信息首先来自基层医疗单位、流行病学监测点、疾病预防控制机构常规和紧急报告等。卫生工作者接到报告后，必须仔细核查信息的真实性，可以采取多渠道收集相关信息，亲临现场访问和了解病人详细的临床症状、体征等方式来判断信息的真实性，排除疫情被人为地夸大和缩小。

2. 调查前的准备和组织　周密的准备和组织对现场调查的出色完成有重要的支撑作用，主要包括调查范围确定和人员组织、物资筹备与后勤供应、获得实验室支持。

3. 现场调查和处置　现场调查和处置是暴发调查的核心所在，主要步骤如下：

(1) 安全防护：调查者在检查传染性强的病人、尸体解剖和个案调查时，首先应做好充分的安全防护工作，采取适宜的防护措施，如接种疫苗、预防性服药和穿好防护服等。

(2) 病例搜寻和救治：在搜寻病例的过程中，诊断标准十分重要，必须准确，宽严适当，否则将会夸大疫情或遗漏病例，病例应分为"确诊"和"疑似"病例。

(3) 标本采集和化验：病原的查明有助于采取针对性的防治和控制措施，因此现场调查常需要采集标本进行病原的分离和鉴定。

(4) 个案调查和形成事件原因假设：个案调查是流行病学暴发调查的基础步骤，许多传染病暴发病因假设的形成来自个案调查。所以，仔细、严谨的个案调查是暴发调查成功的关键。

(5) 追踪传染源和传播途径：通过细致深入的卫生学调查，可以逐步查明暴发的传染源和传播途径。

4. 调查资料整理与分析　在调查的过程中，对最新收集到的临床、现场和实验室资料应及时整理和综合分析,再结合已有的知识和经验,可以查明暴发的原因。据此采取综合的防治措施,则可以尽快扑灭疫情。

5. 证实暴发终止　暴发的终止,不同类型疾病,确认方法有所差异。

(1) 人与人直接传播的疾病:病原携带者全部治愈,经过一个最长潜伏期后,没有新病例发生,就可宣告暴发终止。

(2) 共同来源的疾病:污染源得到有效控制,病例不再增加,则认为暴发终止。

(3) 节肢动物传播的疾病:经过昆虫媒介最长潜伏期和人类最长潜伏期的总和后,无病例发生,表明暴发终止。

6. 形成文字总结　调查结束后,调查者应尽快将调查过程、所采取的控制措施及其效果、调查的经验教训等整理成书面材料,或著文发表以推广经验。

(二) 传染病暴发调查中病因推断的基本标准

Henle-Koch 原理是病因推断标准的第一个里程碑,是传染病病因推断的主要依据。由 Henle(1840)首先提出,后来 Koch 扩展形成的。原始有 4 条:①在相应疾病患者中总是能检出该病原体(必要病因);②在其他疾病的患者中不能检出该病原体(效应特异性);③能从相应疾病患者中分离到该病原体,传过几代的培养物能引起实验动物患相同的疾病(充分病因);④能从患病动物中分离到相同病原体。Koch 补充到:即使是某传染病不能传给动物,但只要病原体有规律的和排他性的存在,就能证实因果联系。该原理仅适用于传染病,虽不完备、有局限性,如仅仅从病原体方面把病因看成是特异的,但是毕竟抛弃唯心的主观臆断,有了客观的判定标准。

传染病暴发调查,病因推断除应用 Henle-Koch 原理外,有时还会用到流行病学病因推断的常用标准。该标准包括:

(1) 关联的时序性:关联的时序性(temporality of association)是指"因"一定先于"果"。这是病因判断中必需的前提,且为绝对标准。

(2) 关联的强度:关联的强度(strength of association)越大,较弱关联相比为因果关联的可能性越大。

(3) 关联的重复性:关联的重复性(consistency of association)是指某因素与某疾病的关系在不同时期、不同地点、由不同研究者或采用不用的研究方法进行研究都获得了相同的结果。

(4) 关联的合理性:关联的合理性(plausibility of association)是指某因素作为某病的病因,在科学上应"言之有理",即观察到的两事件间的联系要能用现代医学理论进行合理的解释。

(5) 研究设计的因果论证强度。

二、实验目的

(1) 掌握不明原因疾病暴发流行病学调查的方法。

(2) 掌握暴发调查中基本原则和要素。

(3) 熟悉常用的流行病学方法在暴发调查中的应用,潜伏期估算等。

(4) 熟悉病因推断的基本原则。

(5) 了解暴发疫情调查与控制过程中,与政府及其他相关部门沟通、协作的重要性。

三、实验内容与安排

（一）实验内容

(1) 传染病暴发调查的基本步骤。

(2) 传染病暴发调查中常用的流行病学调查分析方法。

(3) 暴发调查过程中病因推断所遵循的原则。

（二）内容安排

(1) 复习相关理论知识。

(2) 根据时间安排选择讨论的案例。

(3) 教师从基本的信息开始,采用情景教学法,引导学生亲临事发现场,逐步深入进行讨论。过程中教师结合分析性流行病学调查方法,引导学生对病因推断相关内容进行讨论,最后撰写调查报告。

四、实验结果与评价

教学过程中教师组织学生分组就每一部分的问题进行讨论,之后学生代表汇报讨论情况,学生和老师对各组讨论结果进行点评。通过讨论学生掌握暴发调查的基本步骤和流行病学方法在暴发调查中的应用。通过暴发调查报告的撰写,老师了解每一位学生的学习情况。

五、实验相关资料

案例一　人感染猪链球菌病暴发

第一部分:案例介绍。

2005 年 7 月 11 日,四川省资阳市 YJ 区 CDC 接到资阳市第三人民医院报告。收治 1 例疑似流行性出血热病人,但无流行病学证据,请调查、核实。

【问题 1】　区 CDC 接到上述报告后,应该怎么做?

1) 事件进展 1:①YJ 区 CDC 当日派工作人员到医院进行个案调查并采集血样;②7 月 12 日送血样至省 CDC 检测流行性出血热抗体;③7 月 12 日下午,YJ 区 CDC 接到资阳市第三人民医院报告“再次收治 1 例疑似流行性出血热病人,病危”;④区 CDC 再次前往调查,实施调查过程中第 2 例病人死亡;⑤7 月 12 日:医院回顾调查小结。时间:近半月来,该院共收治 4 例类似病例,其中 2 例死亡,1 例不详(自动离院),1 例尚在治疗中;地点:3 例病人发生于 YJ 区,1 例发生于邻近的县;危险因素:调查发现病例均有进食或接触不明原因死亡病死猪、羊肉史;分布:病例的分布较散在,病例之间无任何接触史;临床表现:突发高热、乏力,伴恶心、呕吐,进而出现低血压、晕厥、休克症状,以及面部、上臂、胸部淤斑等;白细胞进行性增加、血小板进行性减少、尿蛋白增高。

【问题 2】　你是否认为这是一起疾病暴发?是否需要作进一步调查?

2) 事件进展 2:7 月 12 日 19:00,YJ 区 CDC 向资阳市 CDC 报告了上述情况,资阳市 CDC 专业人员至医院调查,情况基本相同。此后两日内,就诊新病例和死亡人数增多;7 月

14 日四川省 CDC 检测病例血清出血热抗体 IgG、IgM 阴性;7 月 15 日 12:00,鉴于血清学检查结果不支持出血热,资阳市卫生局向省卫生厅电话报告。病人急性起病、高热、伴头痛等全身中毒症状,严重者出现中毒性休克、脑膜炎症状。省卫生厅组织疾控、临床专家赴该市调查,排除出血热诊断,确定为"不明原因死亡"病例。资阳市发生不明原因疾病,共计发病 5 人,死亡 4 人。

【问题 3】 对本起疫情的报告,特别是以"不明原因疾病疫情"报告,提出自己的看法?

第二部分:流行病学调查。

7 月 17 日,四川省疾控中心第二次派出流调人员赴现场进行调查,与市、区 CDC 共同讨论制定病例定义;开展主动搜索病例和个案调查。根据当时的情况,拟定搜索病例的标准为:近期在 YJ 区或邻近农村地区,与病(死)猪(羊)有过接触,急起发热并伴有皮肤瘀点、瘀斑等感染性休克症状的病例。

【问题 4】 请根据现有资料,制定上述搜索病例的标准——病例定义。

7 月 18 日,卫生部组成专家组赶赴该市协助调查处置疫情。首批工作组成员包括:中国 CDC 流行病学与病原微生物学专家、北京地坛医院临床专家等。随着疫情的扩大,北京协和医院、南京东大医院、四川大学华西医院等也派出临床专家协助诊疗工作。

【问题 5】 假如你负责该暴发调查工作,你打算如何对感染方式进行调查?选用何种流行病学研究方法?

第三部分:调查结论与应急处理。

调查结论 7 月 23 日,通过对陆续发病及发现的 55 例病人进行调查分析,结合实验室检测结果,初步认定:本起疫情为"人感染猪链球菌病"暴发,病原为猪链球菌Ⅱ型,感染来源为病、死猪,感染方式主要为宰杀病、死猪等直接接触。

1) 应急处置情况:根据调查结论开始推行"禁宰病(死)猪"等针对性措施。7 月 25 日,卫生部通过媒体公布了该起疾病暴发事件的主要感染方式与病原学病因,向公众通报了本起疫情的发展情况及调查处置工作。各级政府高度重视对本起疫情的调查处理,卫生部部长、该省省长亲临现场视察、指导处置工作。省政府在全省发文推行"禁止屠宰病、死猪"针对性控制策略,基层政府工作人员在农村驻点督导落实防控措施,有力推动了疫情的控制。

2) 疫情得到有效控制:本起疫情首例病例发生于 6 月 24 日,最后 1 例病人发生于 8 月 6 日,疫情持续 42 天;国家工作组于 7 月 18 日介入调查处理,采取综合性措施,包括开展宣传教育、控制传染源、切断传播途径等,其中切断传播途径(禁宰病死猪)起到主导作用。经 2 周左右时间不再有新病例发生,疫情被控制。

【问题 6】 总结该暴发调查的经验与教训,撰写调查报告。

案例二 疑似甲类传染病暴发的处置

某年 8 月 12 日下午 5 时,某市 M 县 CDC 接到该县卫生院电话报告发现 4 例疑似霍乱病人。

【问题 1】 作为县 CDC 工作人员,接到电话后应该询问哪些情况?

【问题 2】 如果这是一起传染性疾病暴发疫情,在现场调查出发前应做哪些准备?

【问题 3】 传染性疾病暴发调查的主要工作步骤有哪些?

(杨淑香)

实验三　食品安全事故的应急处置与分析

一、核心知识点

（一）食品安全事故概念

食品安全事故是指食物中毒、食源性疾病、食品污染等源于食品，对人身体健康有危害或者可能有危害的事故。

（二）食品安全事故分类

食品安全事故按性质可分为食品污染、食源性疾病、食物中毒3类。

（三）食品安全事故的分级

食品安全事故分为特别重大食品安全事故、重大食品安全事故、较大食品安全事故和一般食品安全事故4个级别。

（四）食品安全事故处置原则

（1）以人为本，减少危害：把保障公众健康和生命安全作为应急处置的首要任务，最大限度减少食品安全事故造成的人员伤亡和健康损害。

（2）统一领导，分级负责：按照"统一领导、综合协调、分类管理、分级负责、属地管理为主"的应急管理体制，建立快速反应、协同应对的食品安全事故应急机制。

（3）科学评估，依法处置：有效使用食品安全风险监测、评估和预警等科学手段；充分发挥专业队伍的作用，提高应对食品安全事故的水平和能力。

（4）居安思危，预防为主：坚持预防与应急相结合，常态与非常态相结合，做好应急准备，落实各项防范措施，防患于未然。建立健全日常管理制度，加强食品安全风险监测、评估和预警；加强宣教培训，提高公众自我防范和应对食品安全事故的意识和能力。

（五）食品安全事故应急处理体系

我国食品安全事故的应急处理体系包括五部分。

1. 组织机构　县级以上地方人民政府根据有关法律、法规的规定和上级人民政府的食品安全事故应急预案以及本地区的实际情况，制定本行政区域的食品安全事故应急预案，统一领导、指挥食品安全突发事件的应对工作，发生重大食品安全事故时，成立食品安全事故处置指挥机构，启动应急预案进行处置。

2. 应急保障　主要包括信息、医疗、人员技术、物资经费、社会动员保障和宣传教育六个方面。

3. 监测预警、报告与评估

（1）监测预警：卫生部根据食品安全风险监测结果，对食品安全状况进行综合分析，对可能具有较高程度安全风险的食品，提出并公布食品安全风险警示信息。有关监管部门发现食品安全隐患或问题，应及时通报卫生行政部门和有关方面，依法及时采取有效控制措施。

(2) 事故报告:包括事故信息来源、报告主体和时限、报告内容。食品生产经营者、医疗、技术机构和社会团体、个人向卫生行政部门和有关监管部门报告疑似食品安全事故信息时,应当包括事故发生时间、地点和人数等基本情况;有关监管部门报告食品安全事故信息时,应当包括事故发生单位、时间、地点、危害程度、伤亡人数、事故报告单位信息(含报告时间、报告单位联系人员及联系方式)、已采取措施、事故简要经过等内容;并随时通报或者补报工作进展。

(3) 事故评估:有关监管部门应当按有关规定及时向卫生行政部门提供相关信息和资料,由卫生行政部门统一组织协调开展食品安全事故评估。评估内容包括:污染食品可能导致的健康损害及所涉及的范围,是否已造成健康损害后果及严重程度;事故的影响范围及严重程度;事故发展蔓延趋势。

4. 应急响应　根据食品安全事故分级情况,食品安全事故应急响应分为Ⅰ级、Ⅱ级、Ⅲ级和Ⅳ级响应。核定为特别重大食品安全事故,报经国务院批准并宣布启动Ⅰ级响应后,立即成立指挥部,组织开展应急处置。重大、较大、一般食品安全事故分别由事故发生地的省、市、县级人民政府启动相应级别响应,成立食品安全事故应急处置指挥机构进行处置。必要时上级人民政府派出工作组指导、协助事故应急处置工作。

5. 后期处置　食品安全事故应急处置结束后,各有关部门在政府组织下开展善后处置、奖励与责任追究和总结研究等后期处置工作。

二、实验目的

(一) 学习目标

掌握食品安全事故的应急处置原则;熟悉食品安全事故的应急处置体系;掌握食品安全事故应急处置的程序和方法。

(二) 知识能力要求

通过对食品安全事故的分析和讨论,使学生掌握食品安全事故的应急处置程序及主要方法,培养学生的食品安全意识和食品安全事故的处理能力,为以后开展食品安全工作打下良好基础。

三、实验内容与安排

(一) 实验内容

(1) 学习食品安全事故应急处置的相关知识。

(2) 结合具体的食品安全事故案例,对食品安全事故应急处理过程中涉及的方法及程序进行讨论分析,形成食品安全事故处置报告。

(二) 内容安排

(1) 学习国家关于食品安全事故应急处理的相关法律、法规及其他规范性文件。

(2) 分组调查,充分收集案件相关材料,熟悉案件发生的始末,以及相关部门对此作出的处置措施。

(3) 对事件的应对处置方法及过程进行讨论,形成规范的食品安全事故处置报告。

注意事项:学生实验课前应充分了解和收集案件的相关材料并预习相关知识,能够将理论与实践结合起来。

四、实验结果与评价

教师就学生对食品安全事件的处置过程进行评价,也可对每一处置环节的核心问题提问,针对学生的回答进行讲评,形成一份规范的食品安全事故处置报告。具体要求如下:

(1) 资料收集全面,了解整个事件的发生过程。

(2) 应急处置得当规范,处置程序完善。

五、实验相关资料

1. 三鹿奶粉事件简介　2008 年 6 月 28 日,位于兰州市的解放军第一医院收治了首例患"肾结石"病症的婴幼儿,据家长反映,孩子从出生起就一直食用河北石家庄三鹿集团所生产的三鹿婴幼儿奶粉。7 月中旬,甘肃省卫生厅接到医院婴儿泌尿结石病例报告后,随即展开了调查,并报告卫生部。随后短短两个多月,该医院收治的患婴人数就迅速扩大到 14 名。

甘肃省委、省政府领导和各相关部门对"肾结石事件"也高度重视。省委书记、省人大常委会主任陆浩闻讯后立即作了批示:"立即采取措施,及时妥善处理"。省委副书记、省长徐守盛,省委常委、常务副省长冯健身也于 9 月 10 日作出批示,要求卫生部门及各监管部门做好患儿救治,迅速排查。

9 月 11 日,除甘肃省外,陕西、宁夏、湖南、湖北、山东、安徽、江西、江苏等地都有类似案例发生。

9 月 11 日晚卫生部指出,近期甘肃等地报告多例婴幼儿泌尿系统结石病例,调查发现患儿多有食用三鹿牌婴幼儿配方奶粉的历史。经相关部门调查,高度怀疑石家庄三鹿集团股份有限公司生产的三鹿牌婴幼儿配方奶粉受到三聚氰胺污染。卫生部专家指出,三聚氰胺是一种化工原料,可导致人体泌尿系统产生结石。

9 月 11 日晚,石家庄三鹿集团股份有限公司发布产品召回声明称,经过自检发现 2008 年 8 月 6 日前出厂的部分批次三鹿牌婴幼儿奶粉受到三聚氰胺的污染,市场上大约有 700 吨。为对消费者负责,该公司决定立即对该批次奶粉全部召回。

9 月 12 日,受省委、省政府委托,副省长咸辉带领有关部门负责同志,到解放军第一医院看望、慰问该院收治的肾结石患儿。

9 月 13 日,党中央、国务院对严肃处理三鹿牌婴幼儿奶粉事件作出部署,立即启动国家重大食品安全事故Ⅰ级响应,并成立应急处置领导小组。

9 月 13 日,卫生部党组书记高强在"三鹿牌婴幼儿配方奶粉"重大安全事故情况发布会上指出,"三鹿牌婴幼儿配方奶粉"事故是一起重大的食品安全事故。三鹿牌部分批次奶粉中含有的三聚氰胺,是不法分子为增加原料奶或奶粉的蛋白含量而人为加入的。

9 月 14 日,卫生部部长陈竺带领有关司局领导及专家飞抵兰州,针对该省有关三鹿奶粉事件应急处置工作展开专题调研。

9 月 15 日,甘肃省政府新闻办召开了新闻发布会称,甘谷、临洮两名婴幼儿死亡,确认与三鹿奶粉有关。

12月19日,三鹿集团借款9.02亿元付给全国奶协,用于支付患病婴幼儿的治疗和赔偿费用。

12月26日,石家庄市中级人民法院开庭公开审理张玉军、张彦章非法制售三聚氰胺案。无极县人民法院、赵县人民法院、行唐县人民法院分别开庭审理了张合社、张太珍以及杨京敏、谷国平生产、销售有毒食品三案。

12月31日,石家庄市中级人民法院开庭审理了三鹿集团股份有限公司田文华等4名原三鹿集团高级管理人员被控生产、销售伪劣产品案,庭审持续14h。

1月22日,三鹿系列刑事案件,分别在河北省石家庄市中级人民法院和无极县人民法院等4个基层法院一审宣判。田文华被判生产、销售伪劣产品罪,判处无期徒刑,剥夺政治权利终身,并处罚金人民币2468.7411万元。

2. 事故报告　2008年7月16日,甘肃省卫生厅接到甘肃兰州大学第二附属医院的电话报告,称该院收治的婴儿患肾结石病例明显增多,经了解均曾食用三鹿牌配方奶粉。接报告后,甘肃省卫生厅立即组织有关人员组成流行病学调查小组,对有关情况进行了初步调查之后,立即向省委、省政府和卫生部作了汇报,省委、省政府和卫生部要求甘肃省卫生厅组织开展深入的流行病学调查,尽快查明原因。

3. 事故调查　甘肃省卫生厅安排全省市级以上医院对2006~2008年的病例进行检索,截至9月13日22时,共上报病例102例,住院34例,死亡2例。患儿主要分布在10个市和24个县(区),武威和定西居多,大部分为农村患儿,男女比例是3 ∶ 1,年龄都在3岁以下,大部分1岁以下,5~11个月的相对较多。甘肃省卫生厅同时安排对患儿所食用的三鹿牌奶粉进行突击抽查,将样品送往国家疾控中心进行检验,同时对奶粉来源进行追溯。除甘肃省外,陕西、宁夏、湖南、湖北、山东、安徽、江西、江苏等地都有类似案例发生。

9月11日晚卫生部指出,近期甘肃等地报告多例婴幼儿泌尿系统结石病例,调查发现患儿多有食用三鹿牌婴幼儿配方奶粉的历史。经相关部门调查,高度怀疑石家庄三鹿集团股份有限公司生产的三鹿牌婴幼儿配方奶粉受到三聚氰胺污染。卫生部专家指出,三聚氰胺是一种化工原料,可导致人体泌尿系统产生结石。

9月11日晚,石家庄三鹿集团股份有限公司发布产品召回声明称,经公司自检发现2008年8月6日前出厂的部分批次三鹿牌婴幼儿奶粉受到三聚氰胺的污染,市场上大约有700吨。为对消费者负责,该公司决定立即对该批次奶粉全部召回。

经审计,2008年8月2日至9月12日,三鹿集团共生产含有三聚氰胺的婴幼儿奶粉72个批次,总量904.2432吨;销售含有三聚氰胺的婴儿奶粉69个批次,总量813.734吨。除三鹿奶粉外,全国有22家婴幼儿奶粉生产企业69批次产品被检出含量不等的三聚氰胺。据不完全统计,受三聚氰胺污染的奶粉在全国范围内造成6名婴儿死亡,30万名婴儿患病的严重后果。

4. 事故的应急响应　在9月8日接到石家庄市政府怀疑三鹿奶粉受三聚氰胺污染且造成婴幼儿泌尿系统结石的报告后,河北省委、省政府高度重视,省政府连续多次召开会议部署采取一系列紧急措施,并迅速启动重大食品安全事故Ⅱ预案。根据中央指示,省委、省政府加快事件调查处置,严肃处理不法分子和有关责任人,全力救助患病婴幼儿,力求把对消费者损害降到最低。

9月10日以来,胡锦涛总书记、温家宝总理等中央领导人连续作出批示、指示,中央政治局常委会和国务院多次召开会议，对事件处置工作进行部署。

9月12日，卫生部发出通知，要求各地立即统计辖区内医疗机构接诊的患儿有关情况，并于9月12日17时前上报。

9月13日，党中央、国务院对严肃处理三鹿牌婴幼儿奶粉事件作出部署，立即启动国家重大食品安全事故Ⅰ级响应，并成立应急处置领导小组。

9月13日，卫生部党组书记高强在"三鹿牌婴幼儿配方奶粉"重大安全事故情况发布会上指出，"三鹿牌婴幼儿配方奶粉"事故是一起重大的食品安全事故。三鹿牌部分批次奶粉中含有的三聚氰胺，是不法分子为增加原料奶或奶粉的蛋白含量而人为加入的。

9月14日，卫生部部长陈竺带领有关司局领导及专家飞抵兰州，针对我省有关三鹿奶粉事件应急处置工作展开专题调研。

9月15日，甘肃省政府新闻办召开了新闻发布会称，甘谷、临洮两名婴幼儿死亡，确认与三鹿奶粉有关。石家庄三鹿集团负责人就奶粉事故向社会各界人士及广大消费者表示最诚挚的道歉，对8月6日以前生产的产品实施全面召回，并指出消费者如果对8月6日以后的产品有异议、不放心，也将予以召回。同时集团将不惜代价积极做好病患婴幼儿的救治工作。

5. 后期处置

（1）筛查诊断和免费医疗救治：9月11日至15日，卫生部组织制定并下发相关文件，对因服用奶粉而患结石的病儿实行免费治疗，并在全国开展婴幼儿结石患者大筛查。16日到17日，卫生部分别派出专家组和工作组赴相应地区进行审查诊断、医疗救治和指导检查工作，要求进一步做好食用三聚氰胺污染奶粉婴幼儿的医疗救治，做到筛查、诊断、治疗和宣传全覆盖。确保尽早发现，救治患儿，减少并发症发生和重症患儿出现，力争不发生新的死亡病例。

（2）对奶企进行专项检查：9月15日至17日，农业部、国家质检总局和国家工商行政管理总局分别针对奶业、奶粉生产企业以及奶制品市场进行了专项清查工作。对被检出三聚氰胺的产品立即进行下架、封存、召回、销毁，并对有关企业全面调查，查清原因，追究责任，依法严肃处理。

（3）责任追究：三鹿集团公司自2007年12月起陆续接到消费者有关婴幼儿食用奶粉出现疾病的投诉，经自检于2008年6月发现奶粉中含有三聚氰胺，但直到8月2日，才向石家庄市政府报告。石家庄市政府接报告后，于9月9日才上报省政府，延迟38天，严重违反重大食品安全事故报告规定。依据相关法规规定，经中央、国务院批准，免去河北省省委常委、石家庄市委书记职务；鉴于在多家奶制品企业部分产品含有三聚氰胺的事件中，国家质量监督检验检疫总局监管缺失，李长江引咎辞去国家质量监督检验检疫总局局长的职务。

1月22日，三鹿系列刑事案件，分别在河北省石家庄市中级人民法院和无极县人民法院等4个基层法院一审宣判。田文华被判生产、销售伪劣产品罪，判处无期徒刑，剥夺政治权利终身，并处罚金人民币2468.7411万元。

2008年年底，三鹿集团股份有限公司等22家责任企业提出主动向患儿赔偿，对近30万名确诊患儿给予一次性现金赔偿，截至2009年1月23日全国已有26万多患儿家长领取了赔偿金并与责任企业签订了赔偿协议。

（张丰香）

实验四　化学中毒事故的应急处理与分析

一、核心知识点

（一）国家《突发公共卫生事件应急条例》等公共卫生事件应急处理相关规定

急性化学性中毒事故的应急处置主要根据具体中毒化学物的毒性作用特点，按国家相关法律法规、规范、预案等法律文件依法进行处置，在毒理学上属于管理毒理学的范畴。任何法律法规都会适时修订，因此应即时掌握其修订更新情况，对事故依法进行处理，以降低中毒事故造成的直接损伤，并尽可能减少或避免对人群、环境的后续和潜在危害。

（二）突发公共卫生事件的分级、报告、预警与善后处理原则

主要依据国家《突发公共卫生事件应急条例》等相关法规、规范进行。事故的处理，应以有效预防，及时控制、消除突发公共卫生事件的危害，保护人群的身体健康与生命安全，控制生态、环境危害，维护正常的社会秩序为原则。

（三）气体化学毒物中毒的现场处置方法

结合具体中毒毒物的毒理学特点、现场造成的危害状况，依据相关处置预案进行处理。

二、实 验 目 的

（一）学习目标

（1）掌握突发公共卫生事件的概念、应急处理原则。

（2）熟悉气体化学物中毒事件的现场监测、应急处理方法；熟悉事故及其造成严重灾害的原因调查与分析方法。

（二）知识能力要求

通过对具体的突发公共卫生事件案例应急处理的讨论、分析，培养学生应对突发公共卫生事件的预警、处置与善后处理能力。

三、实验内容与安排

（一）实验内容

（1）学习国家《突发公共卫生事件应急条例》等公共卫生事件应急处理相关规定。

（2）复习巩固相关气体毒物的理化性质、毒理学特点、中毒临床表现、治疗原则、现场应急处置、善后处理等知识。

（3）结合具体案例，对突发公共卫生事件应急处理过程中涉及的相关问题进行讨论分析。

（4）通过前述讨论，对突发公共卫生事件应急处理的基本原则与关键环节有初步的把

握，并写出规范的总结报告。

（二）内容安排

（1）实验课前学生应查阅国家关于突发公共卫生事件应急处理的相关法律、法规及其他规范性文件，并进行学习。

（2）对涉及的相关气体毒物的理论知识进行回顾复习。

（3）搜集具体案例，组织对突发公共卫生事件的应急处理原则、过程等问题的讨论分析，或与当地疾病预防控制中心等部门协作，参与实时发生的突发公共卫生事件的处理、见习。

（4）对具体案例的讨论（或对突发公共卫生事件的实际处理）结束后，教师对突发公共卫生事件的应急处理进行讲评、总结。

（5）实验结束后，要求学生写出一份规范、完整的突发公共卫生事件应急处理总结报告，巩固对本次实验内容的掌握。

四、实验结果与评价

（1）组织学生对讨论分析题目进行讨论，并讲评总结。

（2）要求学生将讨论、分析汇总整理，形成一份规范的突发公共卫生事件应急处理总结报告。

五、实验相关资料

（一）事件经过

中石油川东钻探公司“罗家16H”井位于重庆市开县西北方向离开县县城约80km的高桥镇晓阳村境内，2003年5月23日开钻，设计日产100万m^3。

2003年12月23日，钻至4049.68m气层，钻井开始起钻。按照操作规程，起钻过程每起钻50m即3柱钻杆必须灌满钻井液1次，以保持井下液柱压力，防止溢流发生，确保井控作业安全。但操作工违反操作规程，在起出6柱钻杆后才灌注钻井液1次，井压无法保持平衡产生溢流，继而于21时55分失控，发生井喷，随后钻杆被井内压力上顶撞击在顶驱上撞出火花，天然气着火。22时03分，井口实行全关闭，火焰熄灭，井口失控，大量富含有毒气体H_2S的天然气喷涌而出，并迅速在井口附近低洼处聚集成极高浓度，引发大量的人员中毒，未能及时转移的井口附近居民及畜禽基本全部死亡。

23日22时30分左右，钻井队在控制井喷无效的情况下，通知并组织井口周围居民撤离；22时45分井队向高桥镇政府通报情况，要求协助紧急疏散井场周围3~5km的居民。经四川、重庆安监部门辗转通报，23时左右，重庆市政府获知井喷信息，责成开县政府立即组织抢险救灾。24日16时00，井口抢险套压成功后，实行放喷管线放喷点火，喷出的天然气及其所含H_2S被燃烧，不再产生毒作用，事态得到控制。经过周详准备后，27日上午11时，压井成功。12月30日，6.5万灾民全部返乡。

（二）事件造成的损失及相关影响

事件波及开县高桥镇等4个乡镇、30个村、9.3万人受灾，6.5万人被迫疏散转移。截至2004年1月4日统计,死亡人员243例(包括通知居民疏散撤离的2名工作人员),医疗机构共诊治因灾伤病人员达到32 584人次,其中门诊病例30 445人次,住院治疗及观察2139人。另外,井口附近的家畜、家禽以及野生动物、飞禽全部死亡。

重庆市政府在"12·23"井喷事故抢险救灾工作的总结中,提及的直接经济损失为8200余万元,未包括应急救援及间接开支。开县井喷是我国有石油开采以来最大的安全生产事故,不仅造成上述严重的人员伤亡和经济损失,还打乱了开县全县正常的政治、经济、生产和生活秩序将近1个月,也打乱了重庆市相关部门的正常工作、生活秩序。

灾害早期,由于事故发生极其突然,灾民在撤离中不断发现亲人、邻居中毒倒下,灾民处于极度的恐惧、紧张、惊慌之中。后期,由于严重的人员伤亡和财产损失灾情,特别是亲人的丧亡,使灾民呈现出茫然、焦虑、悲愤和抑郁等心理创伤。

(三)应急救援措施

1. 应急组织　重庆市政府接到事件报告,责成开县政府以最快的速度疏散转移群众,后者在指示高桥镇立即组织疏散群众的同时,迅速动员县有关职能部门立即赶赴现场组织救援。

24日下午,重庆市政府领导及其卫生、公安、环保、民政等市级相关部门和专业救援队伍紧急赶往开县,正式成立了"12·23"抢险救灾指挥部,组织抢险救援工作。指挥部下设前线指挥、交通控制、后勤保障、医疗救护、信息联络5个工作组,先后共动员调集干部、驻渝部队、公安、武警和消防官兵、医护人员、民兵预备役等1.8万余名,参与抢险、疏散、医疗救护、秩序维护等工作。

2. 人员疏散与安置

(1) 人员疏散:以气井为中心、半径5km范围内的群众全部转移,在井口5km外呈放射状设置15个集中救助安置点安置转移群众。共疏散转移人员65 632名,其中开县安置点安置32 526人,转移到四川省宣汉县10 228人,其余以投亲靠友和群众互帮互助方式进行安置。

(2) 搜救失踪人员:24日16时点火成功后,经市疾控中心连夜从井口下风向,沿公路两侧,选择低洼地点监测,逐渐推进至离井喷口数十米,确认空气中H_2S浓度已不会造成抢险救灾人员中毒。12月25日,组建20个搜救队,26日组建102个搜救组,对以井口为中心、半径为5km的区域,实施搜救。

(3) 生活安置与社会治安保障(略)

3. 卫生应急现场处理

(1) 卫生应急管理:组成卫生应急指挥机构,制定了包括医疗抢救、卫生监测、现场消毒、健康教育和卫生监督的综合预案和各项工作实施方案。抽调市级专家160余名,组成综合协调、医疗救治、疾病控制、卫生监测与监督等4类若干个现场工作指导组,在安置点巡回指导应急防病工作。

(2) 医疗救治:井喷初期,在救灾前沿设立急救医疗站,紧急处置中毒病人,抢救转移重度中毒病人;随着应急处理进程,设立18个临时医疗救治站,10个巡回诊疗队,分类处置中毒人员,门诊诊治转移轻伤病群众;开县人民医院和中医院作为危重病人收治医院,重点救治危重病人,并由市级急救专家负责指导。医疗救援的重点,一是重危病人的抢救与对症治疗;二是对H_2S眼损伤的对症治疗。

住院病人 99.7% 的病例均具有或轻或重的中毒症状，中毒病人的临床症状以神经系统症状最多，表现为头昏、头痛、失眠、多梦等，占 68.1%，其次为眼部刺激症状，表现为结膜充血、水肿等，占 59.9%，呼吸系统症状（刺激症状及急、慢性炎症、肺心病）占 38.9%。

（3）灾后防病：重点为加强食品、饮水卫生，安置点环境卫生，疾病监测和健康教育工作。加强安置点食品采购、加工、餐具消毒的监控和街头食品、饮食摊点的卫生监督；安置点定期通风换气，进行环境预防性消毒和生活垃圾无害化处理；医疗点在每日报告疾病诊治情况，密切监控传染病疫情；健康教育重点告知灾民真实灾情、中毒预防和及时就诊、返家后注意事项等。

（4）健康教育：编写健康教育资料，动员各级政府、广电宣传、卫生、安置点、村民委员会参与；利用电视、广播、报纸、板报、传单、会议等一切形式，向灾民以及全县人民进行宣传，真实地告知灾情、灾害因素的预防、识别、控制措施和一般卫生常识和灾民返家注意事项。

（四）灾民返家

1. 卫生安全保障　压井成功后，采取如下措施确保灾民返家后的安全：

（1）清理、深埋或焚烧灾区内毒死的各类畜禽 6899 头（只），防止灾民食用可能腐败的毒死畜禽引起食物中毒。

（2）对重灾区 5 个村、1302 户及所有发生人、畜死亡的环境和高桥镇及 3 所学校进行了消毒，累计消毒面积 268 万 m^2。

（3）对灾区环境、大气、地表水进行采集监测，确保事故区内空气质量及环境符合安全标准。

（4）对事故点周围和居民安置点自来水厂的水源水、出厂水、末梢水，以及灾民家庭存放的粮食和农副产品进行抽样检测，确保饮食安全。

（5）印发《灾民返乡须知》，详细告知灾民返家后生产、生活注意事项，预防灾民返乡后意外中毒事故发生。

2. 分批返家　在上述“五条措施”全面实施，大气、饮水、食品等安全性评估达标的基础上，分两步组织灾民返家。28 日组织离事故中心区外围灾民 2.6 万名灾民返家；29 日组织事故重灾区内 3.9 万名灾民返家。到 30 日，6.5 万多名灾民全部返家安度元旦。

（五）事件善后

1. 善后理赔（略）。

2. 灾后防病　组织 30 支诊疗防病小分队深入重灾村，诊治返家灾民疾病，重点关注肠道传染病和呼吸道传染病的发病趋势；加强各级医疗卫生机构的疾病监测，确保疫情报告信息畅通、灵敏，发现并及时调查处理苗头疫情。组织 65 名畜牧兽医人员，进入灾区开展畜禽疫病巡回防治，为灾区畜牧业生产恢复提供保障。

3. 救灾和捐赠物资、资金管理，灾后重建（略）。

（六）事故及其造成严重灾害的原因调查与分析

1. 直接原因　事件发生后，国务院调查领导小组对事故认定为一起重大责任事故。其直接原因为：

（1）有关人员对罗家 16H 井的特高出气量估计不足。

（2）高含硫高产天然气水平井的钻井工艺不成熟。

(3) 在起钻前,钻井液循环时间严重不够。

(4) 在起钻过程中,违章操作,钻井液灌注不符合规定。

(5) 未能及时发现溢流征兆,这些都是导致井喷的主要因素。

(6) 有关人员违章卸掉钻柱上的回压阀,是导致井喷失控的直接原因。

(7) 没有及时采取放喷管线点火措施,大量含有高浓度硫化氢的天然气喷出扩散。周围群众疏散不及时,导致大量人员中毒伤亡。

2. 气象因素　查阅开县气象部门资料,当日该地气温为4.6~8.0℃,相对湿度为94%~99%,风力为静风(平均风速为0.13m/s,最大风速0.7m/s),风向为西北偏西。

3. 气体理化与地理因素　据石油部门材料,该气井天然气中 H_2S 含量达151mg/m以上,为高含硫气井。当地地形为深丘,村民多居住在低洼避风带。人畜短期大量吸入高浓度 H_2S,造成死亡和不同程度的中毒。

4. 居民安全知识缺乏,早期撤离转移缺乏有效组织。

当地居民缺乏安全防范常识,不知道天然气开采可能产生的 H_2S 危害,事故发生后未能选择正确的逃生、自救和相互救援措施。对事件危害严重性估计不足,事件早期对居民的紧急疏散转移缺乏有效的组织,使未能得到及时通知和未选择正确转移逃生路线的居民发生严重中毒而死亡。

(七) 井喷事件对环境影响的评估

1. H_2S 排放量估算　根据在抢险过程中套压时井口压力估计,井喷无阻排放量为400万~1000万 m^3/d;据中石油钻井队资料,该井天然气中 H_2S 含量为100ppm即约151mg/m^3。从12月23日21时55分井喷发生至27日上午11时压井成功,期间共85h,喷发天然气约1500万~3000万 m^3,排放 H_2S 约1500~3000m^3。其中前18h排放的 H_2S 气体约300~600m^3,未经燃烧直接排放,其余 H_2S 气体均经燃烧生成二氧化硫排放至空气,最后沉降于环境中。

2. 空气中 H_2S 含量检测　灾区附近空气中 H_2S 检测结果见表6-2。井喷后空气中 H_2S 浓度迅速升高,最高浓度达到300ppm,超过国家《工作场所职业有害因素职业接触限值》60余倍;当点火后空气中 H_2S 浓度迅速下降,在点火18h后作业场所的 H_2S 在国家标准以下。

表6-2　井喷后空气中 H_2S 检测结果表

检测时间	检测地点	检测结果/ppm
井喷初	距井口300m	50
井喷1h后	距井口300m	200
井喷5h后	距井口1000m	300
点火后18h	距井口5000m	1~3
点火后19h	距井口2000m	2~4
点火后20h	距井口500m	1~3
点火后41h	距井口500m	未检出

3. 水中硫化物检测　12月27~28日,为确保居民安置和灾后居民返家后安全,对事故周围的十余个村的饮用水质进行了随机抽样调查,水中硫化物检测结果见表6-3。所检各

类饮用水样品 70 个，有 11 个水样中的硫化物含量超过国家标准的要求，其中塘水和井水超标 2 个，居民缸内水 7 个均超过国家生活饮用水卫生标准。

表 6-3　生活饮用水水质检测结果（$\times 10^{-2}$）

水质类型	检测结果/（mg/L）		
	总样品数	超标个数	超标率
安置点自来水	7	0	0.0
灾区居民缸内水	7	7	100.0
河水	20	2	10.0
山泉水	23	0	0.0
塘水、井水	13	2	15.4
合计	70	11	15.7

4. 食品中硫化物检测　为确保灾区居民返家后的食品安全，井喷应急处理过程中（12 月 27 日）采集了灾民家中易受污染的悬挂的腊肉及吸附性较强的茶叶进行检测，检测结果见表 6-4，结果表明事件未对环境中食品造成严重的污染。事件中还曾提出对灾区农作物检测，但由于国内外无 H_2S 被农作物吸收、残留，并通过食物链进入人体造成危害的资料报道，加之蔬菜农作物对硫化物具有较强的净化和利用能力，故未进行检测。

表 6-4　食品中硫化物检测结果

样品类别	样品数量	检测项目	检测结果
腊肉	5	硫化物定性	阴性
腊肉	5	硫化物定性	阴性
茶叶	5	硫化物定性	阳性
茶叶	5	硫化物定性	阳性

（八）参考讨论题目

（1）什么是突发公共卫生事件？如何分级？结合具体案例，划定突发公共卫生事件的级别。

（2）对于突发公共卫生事件的报告我国是如何规定的？

（3）根据我国相关规定，结合案例实际情况，应采取哪些现场处置措施？

（4）针对具体案例，分析有哪些方面不符合卫生要求？

（5）结合实际案例，分析造成人员、动物伤亡的主要有害因素是什么？它有哪些毒性作用特点？

（6）分析案例中应急反应的措施及善后处理是否得当？

（7）根据调查处理资料，分析事故发生的原因。

（8）本案例中，H_2S 造成大量人畜伤亡的原因是什么？

（9）根据材料中的数据，评价本次事件对环境介质卫生质量的影响。

（10）综合前述分析，对本次事件的卫生应急处理进行总结，写出评价报告。

（葛均辉）

实验五　毒理学与公共卫生安全实例分析

一、核心知识点

（一）安全限值与 LOAEL、NOAEL 等毒性参数的概念

安全限值（safety limit）即所谓卫生标准，是指为保护人群健康，对生活、生产环境里各种介质（空气、水、食物、土壤等）中与人群身体健康有关的有害因素（物理、化学和生物）所规定的浓度和暴露时间的限制性量值。在低于该浓度和暴露时间内，根据现有的科学认知，不会观察到直接和/或间接的有害作用。即在低于此种浓度和暴露时间内，对个体或群体健康的危险是可以忽略的。

安全限值经政府采用，即成为实施卫生法规的技术规范，卫生监督和管理的法定依据。

LOAEL 即观察到有害作用的最低剂量（lowest observed adverse effect level），是指通过试验观察到的，化学物在染毒组与对照组之间出现的具有统计学意义的有害效应的最低剂量。NOAEL 即未观察到有害作用剂量（no observed adverse effect level），是指试验中未观察到可检测出的化学物的有害作用的最高剂量；或染毒组与对照组相比，出现的效应不具有统计学意义的最高剂量。

NOAEL 和 LOAEL 是评价外源化学物毒作用与制订安全限值的重要依据，具有重要的理论和实践意义。

（二）管理毒理学的概念与研究内容

管理毒理学是将毒理学研究成果应用于外源化学物质危害管理的应用科学。包括收集、处理和评价流行病学和实验毒理学数据，为保护健康和环境的管理决策提供毒理学支持。对化学物进行毒理学安全性评价和危险度评定是毒理学最重要的任务。

（三）动物毒理学实验资料外推到人的不确定性

通常用不确定系数（uncertainty factor，UF）或称安全系数（safety factor）来衡量。即根据所得的有害作用阈剂量或最大无作用剂量提出安全限值时，为解决由动物实验资料外推至人的不确定因素及人群毒性资料本身所包含的不确定因素而设置的转换系数。

（四）危险性分析的方法及步骤

危险性分析是指对机体、系统或（亚）人群可能暴露于某一危害的控制过程，由危险度评定、危险性管理与危险性交流三部分构成。其中危险度评定包含 4 个步骤：危害识别、危害表征、暴露评定和危险度表征。

（五）化学物发育毒性的试验研究

外源化学物发育毒性的评价主要分为哺乳动物发育毒性试验、人群流行病学调查和发育毒性替代试验，以及化学毒物的结构与活性关系分析资料。

二、实验目的

（一）学习目标

掌握安全限值及重要的毒性参数的概念；掌握危险性分析的方法与步骤；熟悉有害因素对人体生殖、发育毒性损害的试验研究设计；掌握动物毒理学实验资料外推到人的不确定性、不确定性系数的概念，了解不确定性系数的选择原则。

（二）知识能力要求

通过对相关案例的分析、讨论，对化学物的生殖、发育毒性的安全性评价及危险性分析有较好的理解与掌握，并对我国管理毒理学现况与进展有所了解。

三、实验内容与安排

（一）实验内容

（1）复习相关理论知识　包括重要的毒性评价参数、不确定系数、管理毒理学、危险度分析、生殖发育毒性评价。

（2）阅读相关案例内容，针对其中涉及的毒理学知识进行讨论分析。

（3）结合实际案例，对造成损伤的毒物的毒性作用特点进行描述、总结。

（4）结合案例内容，对涉及的化学毒物开展危险性分析。

（二）内容安排

（1）针对本次实验课的目的，复习相关理论知识。

（2）搜集相关案例（可参考后附的案例内容），组织学生进行分组讨论，对案例中涉及的毒理学问题，要根据所学知识进行分析、汇总，并提出自己的看法。

（3）各组对讨论情况进行汇报，对重要或疑难问题再进一步集中讨论分析。

（4）教师进行总结分析、评价。

（5）课后完成实验报告（参考实验结果与评价，选择 1~2 个题目）。

四、实验结果与评价

（1）有文献报道 DEHP 对男性生殖能力有损害，请你根据所学内容设计一个试验方案对此进行研究。

（2）查阅有关环境雌激素的相关报道，了解其种类、损害作用（或有益作用）、试验方法、目前的研究进展等资料，撰写一篇关于环境雌激素的综述。

（3）根据搜集到的资料，对塑化剂进行毒理学危险性分析。

五、实验相关资料

（一）参考案例

案例一 白酒塑化剂事件

2012 年 11 月 19 日，某网络媒体披露，其在酒鬼酒实际控制人中糖集团的子公司北京中糖酒类有限公司购买的 438 元/瓶的 50 度酒鬼酒 4 瓶，送第三方检测机构上海天祥质量技术服务有限公司进行检测，检测报告显示，酒鬼酒中共检测出 3 种塑化剂成分，分别为邻苯二甲酸二（2-乙基）己酯（DEHP）、邻苯二甲酸二异丁酯（DIBP）和邻苯二甲酸二丁酯（DBP），其含量分别为 0. 49mg/kg、0. 41mg/kg 和 1. 08mg/kg。参照 2011 年 6 月卫生部签发的 551 号文件的规定：邻苯二甲酸酯类物质是可用于食品包装材料的增塑剂，不是食品原料，也不是食品添加剂，严禁在食品、食品添加剂中人为添加。食品、食品添加剂中的 DEHP、DINP 和 DBP 最大残留量分别为 1. 5mg/kg、9. 0mg/kg 和 0. 3mg/kg。可见，酒鬼酒中邻苯二甲酸二丁酯（DBP）的含量明显超出 0. 3mg/kg 的标准限值。

11 月 21 日，国家质检总局通报了湖南省质量技术监督局于当天向质检总局报告的结果。经湖南省产品质量监督检验院对 50 度酒鬼酒样品进行检测，结果显示，DBP 最高检出值为 1. 04mg/kg。如参照卫生部食品中 DBP 限量标准，酒鬼酒的塑化剂“超标”247%。这意味着，湖南权威机构的检测结果与媒体送检的结果基本一致。

对 50 度酒鬼酒被检测出 DBP 最高值 1. 04mg/kg 的问题，酒鬼酒公司称，由于国际食品法典委员会、我国及其他国家均未制定酒类中邻苯二甲酸酯类物质的限量标准，故不存在所谓“塑化剂”超标的问题。

针对部分白酒中检测出微量的塑化剂成分这一现实，有专家认为，这并不能证明白酒企业生产了不安全的食品，“××白酒 DEHP 检出值 3. 3mg/kg，按欧盟给出的每日每公斤体重 50μg 耐受量折算，每人每天喝 2 斤白酒，天天喝，才能达到欧盟食品安全局给出的人体耐受量的限值。”

同时，目前针对塑化剂安全性的阐述全部来自于动物实验，拿老鼠做试验得出的人体预警限量与实际上人的安全可耐受的上限差距非常大，所以认为塑化剂是一个比较安全的物质。

案例二 台湾塑化剂事件

2011 年 3 月，台湾“行政院”卫生署食品药物管理局在检验食品中是否违法掺杂安非他命或减肥西药成分时，发现“康富生技中心股份有限公司”生产的“DDS-1 六净元益生菌”中含 DEHP，进行定量分析后，4 月 7 日确认该产品含有高达 600ppm 的塑化剂 DEHP，查获所谓起云剂遭污染事件。

“起云剂”在台湾是一种合法的食品添加物，常用于果汁、果酱、饮料等食品中，由阿拉伯胶、乳化剂、精制棕榈油及多种食品添加物混合制成。但因精制棕榈油价格昂贵，售价为塑化剂的五倍，所以该制造商为降低成本，以便宜却毒性较大的塑化剂取代部分棕榈油，加入到“起云剂”中。事实上食品中是根本不允许有塑化剂添加存在的。

经过进一步调查，发现污染的起云剂购自“昱伸香料有限公司”，并从昱伸追出更多使用含塑化剂 DEHP 的起云剂的下游厂商。5 月 28 日，塑化剂事件扩大，卫生署查获新北市宾汉公司生产掺有塑化剂 DINP 的起云剂。

5 月 31 日，台卫生部门宣布此日为黑心起云剂终止日，5 大类食品（“运动饮料”“果汁饮料”“茶饮料”“果酱、果浆或果冻”“胶囊锭状粉状之形态”）若未能提出安全证明者将禁止贩售。同时，卫生部门要求业者加强每个环节的监管，确认不含黑心原料。

截至 7 月 5 日，问题企业增至 318 家，相关产品增至 880 种。其中并包括多种儿童食品。

塑化剂种类多达百余种，使用最普遍的是一大类称为邻苯二甲酸酯类的化合物。这些邻苯二甲酸酯类塑化剂中目前有多种被归为环境雌激素，其毒性主要属雌激素与抗雄激素活性，会造成内分泌失调，损害动物生殖机能，包括生殖率降低、流产、天生缺陷、异常的精子数、睾丸损害，还会引发恶性肿瘤或造成畸形儿等。台湾有学者表示，塑化剂 DEHP 毒性比三聚氰胺强 20 倍，塑化剂污染事件也被看作是 30 年来台湾最严重的食品掺毒事件。

（二）参考讨论题目

（1）案例材料中，“最大残留量”“限量标准”在毒理学上通常用什么概念来表述，它是如何定义的？

（2）案例一中企业方的辩护有无道理？为什么？

（3）针对有关标准的争议，政府以及毒理学工作者应如何应对？

（4）案例一中专家的说法是否正确？请说明理由。

（5）将动物实验的结果外推到人时，主要应考虑哪些问题？在毒理学上如何对这些问题进行校正？

（6）有学者认为 DEHP 毒性比三聚氰胺强，你是否同意？理由是什么？

（7）对生殖毒性毒物的评价应如何进行试验？

（綦　晓　房　蕾）

第七章　公共卫生服务管理综合实验

实验一　社 区 诊 断

一、核心知识点

（一）社区诊断

社区诊断是运用社会学、人类学和流行病学的研究方法，对一定时期内，社区的主要健康问题及其影响因素、社区健康服务的供给与利用，以及社区综合资源环境进行客观、科学的确定和评价的过程。

（二）社区诊断的目的

社区诊断的目的是确定社区的主要健康问题及排列顺序，确定社区的健康需要和需求；分析社区健康问题产生的主要原因及影响因素，阐明社区健康问题的来龙去脉；分析社区资源，评价社区解决问题的能力，确定解决问题的优先顺序；提供制订社区卫生计划所需的资料，并评价卫生计划执行的情况和效果。

（三）社区诊断的主要内容

（1）社区人群健康状况：包括人口学指标、健康问题的分布及严重程度、居民医疗服务需求、利用及费用、主要健康行为因素。

（2）社区环境状况：包括社区的自然环境状况、社区人文和社会环境状况。

（3）社区资源：包括机构资源、经济资源、人力资源。

（4）社区可动员的潜力：包括社区居民健康意识、社区组织管理、社区卫生改革、社区健康管理意识。

（四）社区诊断的实施

（1）设计准备：确定社区诊断的目标、社区诊断所需信息，明确目标社区和目标人群。

（2）资料的收集：包括现有资料的收集和现场资料的收集。现有资料包括统计报表、经常性工作记录和既往做过的调查；现场资料是通过观察法、访谈、专题小组讨论、摄影法、问卷调查等方法，收集有关社区卫生的资料。

（3）资料的分析：评价收集到数据的可靠性，并通过数据的整理、逻辑检错、垃圾数据处理等手段，把数据变为可供分析的数据库。通过卫生统计分析、流行病学分析、归纳综合分析等进行数据分析。

（4）撰写社区诊断报告：社区诊断内容包括社区优先卫生问题、社区重点干预对象、社区重点干预因素、社区综合防治策略与措施。用社区诊断所获得的资料发现本社区的主要健康问题及危险因素。

(5) 考虑干预的可行性：制定和实施目标计划，要考虑可供利用的资源—人力、物力、财力，并进行效果评价，了解所制定的计划是否有效，是否已达到了预期目标，然后再回到社区诊断，再一次寻找出新的卫生问题，重复上述流程，如此往复来推动社区健康服务工作的开展。

二、实验目的

(一) 学习目标

掌握社区诊断的定义和目的；掌握社区诊断的主要内容及指标；掌握社区诊断的步骤和方法；熟悉社区诊断的资料收集方法。

(二) 知识能力要求

通过社区诊断的设计及演示过程，掌握社区诊断的实施步骤；通过社区诊断发现社区的主要健康问题及影响因素，确定社区的健康需求及社区资源服务能力，为制订社区健康服务规划提供资料及对策，从而培养学生的社区诊断能力，为以后开展社区诊断工作打下良好基础。

三、实验内容与安排

(一) 实验内容

(1) 社区的主要健康问题，社区的健康需要和需求。

(2) 社区健康问题产生的主要原因及影响因素。

(3) 社区资源及解决问题的能力。

(4) 社区健康问题解决策略和措施。

(二) 内容安排

(1) 确定实习地点：按照分层随机抽样方法，从城区或农村选取一个社区。

(2) 实习同学分组：按照调查对象的数量，分成合适的小组进行调查。

(3) 实习调查及填写记录表：在指导老师的带领和指导下，每名同学到社区进行实地调查，并按照填表要求，填写相关调查表格。

(4) 报告撰写及分析评价：对收集的资料进行统计分析，撰写社区诊断报告，提出解决社区健康问题的策略和措施。

注意事项：学生实验课前预习熟悉社区诊断相关理论，能够将理论与实践结合起来，争取熟悉社区诊断项目的计划设计、实施及撰写报告的整体流程。

四、实验结果与评价

(1) 对收集到的数据进行归纳整理后，制成统计表格，对实验结果做适当的描述。

(2) 根据对社区居民及卫生机构的调查结果，对社区的主要健康问题，问题产生的主要原因，社区资源等进行综合分析与评价，形成一份规范的社区诊断报告。

五、实验相关资料

(1) 附件1:某社区诊断实施方案。
(2) 附件2:家庭健康询问调查表,见表7-1。
(3) 附件3:社区卫生服务站基本情况调查表,见表7-2。

附件1

某社区诊断实施方案

一、研究背景

为摸清2013年某社区的主要健康问题,分析社区健康问题产生的主要原因及影响因素,了解环境支持、卫生资源和服务的提供与利用情况,为社区综合防治方案的制订提供科学依据,为制定和评价卫生政策、干预措施提供基础数据,特制订本方案。

二、调查方法

随机抽取100~120户,每户抽取30周岁以上的并在此居住6个月及以上的常住居民,作为调查对象进行问卷调查;调查本社区卫生机构全部医务人员。

三、调查内容

(一) 问卷调查内容

(1) 人口学特征,如年龄、性别、教育、婚姻、职业等。
(2) 高血压、糖尿病、脑卒中、心肌梗死等主要慢病发病、患病及控制情况;高血压和糖尿病患者的社区管理情况;主要慢病的经济负担和短期失能情况。
(3) 慢性病主要危险因素,如吸烟、饮酒、饮食习惯、体力活动、膳食情况等。
(4) 全民健康生活方式知识知晓及相关行为情况。
(5) 调查居民一般健康服务需要、需求和利用,与群众满意度和影响健康服务利用的主要因素。

(二) 人口信息及社会环境等相关资料

包括人口学资料、地理环境、地区经济状况、卫生资源配置等。

(三) 定性访谈内容

定性访谈内容包括:社区类型、人口学特征、社区经济状况、居民死亡情况、卫生服务资源以及居民的健康服务需求等。

四、现场调查

（一）调查前准备

（1）宣传与动员：采取多种形式开展宣传动员工作，向居民介绍此次调查的意义和目的，争取调查对象的理解、支持和配合。

（2）人员培训：对本次调查员进行统一培训，所有参加调查工作的人员均须经过培训并考核合格后方可参加调查工作。

（3）调查材料：包括《家庭健康询问调查表》、《卫生机构调查表》、《现场调查实施工作手册》和《数据录入与管理手册》等；调研夹、材料袋、打印纸、签字笔、笔记本等。

（二）现场实施

（1）任务与调查流程：预约调查对象到集中调查现场，登记、核实调查对象身份，确认无误后签署知情同意书，然后开始问卷调查，完成居民问卷调查及膳食调查。如调查对象因健康原因不能参加本次调查，需找最了解其情况的代答人进行问卷调查。

（2）信息录入：录入信息并对数据进行审核，对发现的问题及时进行反馈。录入人员每天应对录入的数据进行备份，防止意外丢失。

五、日程安排

（1）1月1日~5日：组建调查队，并对调查队队员进行培训和考核。

（2）1月6日~10日：召开调查项目启动会议，对调查工作进行动员部署。

（3）1月11日~15日：进行调查实施前的宣传动员。

（4）1月16日~30日：分4组实施现场调查。

附件2

家庭健康询问调查表（部分）

表7-1　被调查家庭居民健康状况

家庭成员编码（01是户主）	01	02	03	04
1. 总体健康水平调查				
1.1 总的来说您认为您目前的健康状况如何？①很好　②好　③一般　④差　⑤很差				
1.2 过去30天您在生活起居方面如刷牙、洗脸、梳头、穿衣等的困难程度？①无　②轻度　③中度　④重度　⑤极度				
1.3 过去30天您工作或做家务的困难程度？①无　②轻度　③中度　④重度　⑤极度				
1.4 您辨认出20米外熟人的困难程度？　①无　②轻度　③中度　④重度　⑤极度				
1.5 过去30天您的身体疼痛或不适程度？①无　②轻度　③中度　④重度　⑤极度				
1.6 请问您一年内是否发生过意外伤害？①是　②否（跳问2.1）				
1.7 具体伤害类型：①跌伤　②交通事故　③其他________				
2. 体重				
2.1 您知道自己目前的体重吗？（1）不知道　（2）知道				

续表

家庭成员编码(01 是户主)	01	02	03	04
2.2 您最近一次测量体重的时间是:(1)从未测过 (2)一个月内 (3)6 个月内 (4)6~12 个月 (5)12 个月前 (6)不清楚				
2.3 同一年前相比,您的体重是:(1)增加 (2)基本保持不变 (3)下降 (4)不清楚				
2.4 在近一年内您曾试图减肥吗? (1)否 (2)是				
3. 高血压				
3.1 您最近一次测量血压的时间是?(1)未查过 (2)一个月内 (3)6 个月内 (4)6~12 个月 (5)12 个月前 (6)不清楚				
3.2 您是否患有高血压? (1)是 (2)否(跳问 4.1)(3)不知道(跳问 4.1)				
3.3 患高血压后,你是多长时间测一次血压?(1)1 次/周 (2)1 次/月 (3)1 次/3 个月 (4)1 次/半年 (5)1 次/年 (6)没再测				
3.4 患高血压后,你采取了哪些治疗措施来控制血压?(此题可多选) (1)按医嘱服药 (2)按医生的建议调理饮食 (3)做适量运动 (4)保持情绪稳定 (5)其他(请填写)				
4. 糖尿病				
4.1 您测过血糖吗?(1)未测过 (2)测过 (3)不知道				
4.2 您患有糖尿病吗?(1)是 (2)否(跳问 5.1) (3)不知道(跳问 5.1)				
4.2.1 患糖尿病后,你每隔多长时间检测你的血糖或尿糖?(1)<1 月 (2)1~3 月 (3)4~6 月 (4)7~12 月 (5)1 年以上 (6)没再测				
4.2.2 患糖尿病后,你采取了下列哪些措施来控制血糖?(此题可多选) (1)按医嘱服药 (2)按医生的建议调理饮食 (3)做适量运动 (4)保持情绪稳定 (5)其他(请填写) (6)未采取任何措施				
5. 高血脂				
5.1 您测过血脂吗? (1)未测过 (2)测过 (3)不知道				
5.2 您患有血脂异常(高血脂)吗? (1)是 (2)否 (3)不知道				
5.2.1 发现血脂异常后,你多长时间测量一次血脂?(1)<半年 (2)<1 年 (3)1~2 年 (4)>2 年 (5)没再检查				
5.2.2 发现血脂异常后,你采取了下列哪些措施来控制血脂?(多选题)(1)按医嘱服药 (2)控制饮食 (3)做适量运动 (4)未采取任何措施				

附件 3

社区卫生服务站基本情况调查表(部分)

表 7-2 社区卫生服务站基本情况调查表

调查问题(请将答案或编号填写在右边应答列)	应答
1. 年诊疗人次	
(1)出诊服务人次	
(2)观察室观察人次	
(3)外居委会居民就诊人次	
(4)上转病人人次数	

续表

调查问题(请将答案或编号填写在右边应答列)	应答
(5)上级医疗机构下转病人人次数	
2. 公共卫生服务项目	—
(1)建立健康档案人数	
(2)健康教育讲座和健康教育咨询活动次数(次)	
(3)播放健康教育音像资料的种类(类)、次数(次)	
(4)发放健康教育材料数(份)	
(5)年内计免应建卡人数	
(6)年内计免实际建卡人数	
(7)年内计免人次数	
(8)0~6岁儿童保健人数	
(9)接受1次及以上随访的0~6岁儿童数	
(10)年内接受1次及以上访视的新生儿人数	
(11)孕产妇管理建卡人数	
(12)孕产妇产前检查人次数	
(13)孕产妇产后访视人次数	
(14)老年人健康管理人数	
(15)高血压患者规范管理人数	
(16)糖尿病患者规范管理人数	
(17)重性精神疾病患者规范管理人数	
(18)法定传染病报告人次数	
(19)免费发放计划生育药具人次数	

(罗　盛)

实验二　新生儿听力筛查成本核算

一、核心知识点

(一) 成本

一个组织或者个体为了生产或提供一定的产品或服务所消耗的所有活劳动和物化劳动的货币总和。按照成本的可追踪性,成本可分为直接成本和间接成本。

(二) 公共卫生项目成本

公共卫生服务机构(社区卫生服务机构、乡镇卫生院、村卫生室、防保机构等)在提供公共卫生服务项目过程中所消耗的全部成本。

（三）公共卫生项目成本构成

成本构成分析是成本核算特别是进行成本分析的基础。公共卫生服务项目成本构成主要包括人力成本、固定资产折旧、材料成本、公务费、业务费、低值易耗品、药品等。

（四）公共卫生机构成本核算层次

可以分为两个层次进行。第一层次是进行科室成本核算，第二层次是进行服务项目成本核算。第一层次是基础，第二层次是进一步的深化和拓展。与此相对应，进行科室成本核算主要目的是为了加强公共卫生机构的内部运行管理，提高经济活动的绩效，激励和调动员工的积极性；进行服务项目成本核算主要目的是为了确定技术服务和咨询过程中的成本消耗水平，为制定科学合理的收费价格体系提供参考依据和决策信息。

（五）间接成本分摊

在公共卫生服务项目成本测算环节，因为需要把某些不直接提供技术服务的科室成本分摊到项目提供科室，然后需要把提供服务科室的总成本再分摊到具体的项目，这两次的分摊需要确定不同的分摊系数和方法，这是进行服务项目成本核算的难点所在。

（六）公共卫生机构进行成本核算的意义

主要体现在制定公共卫生服务的价格体系，合理补偿技术服务的劳务和物质消耗，确保公共卫生机构通过技术服务获得合理的回报，有利于机构的长远稳定发展。

二、实验目的

（一）学习目标

掌握成本和成本核算的基本概念，了解成本核算方法的基本思路，熟悉公共卫生服务项目成本构成和成本核算的具体操作步骤。

（二）知识能力要求

通过参与具体某一项公共卫生服务项目的成本核算过程，掌握成本核算的基本原理，了解公共卫生服务在提供过程中成本的产生、消耗和产出效益的整个过程。

三、实验内容与安排

（一）实验内容

（1）新生儿听力筛查的成本构成，直接成本和间接成本包含的内容。

（2）成本核算，按照公共卫生项目成本核算的基本步骤来逐步进行。

（3）得出新生儿听力筛查单位项目成本。

（二）内容安排

（1）班级分组：按照班级人数分为4～6组，8～10人一组。

（2）分组讨论新生儿听力筛查的成本构成，直接成本和间接成本分别包括哪些。

(3) 教师对成本构成进行讲解,确定准确的成本构成,为下一步成本核算做好准备。

(4) 按照核算的基本步骤,各小组分别进行成本核算。

(5) 完成成本核算后,各小组进行交流和汇报,最后全班整合形成一份完整的核算报告。

注意事项:学生实验课前预习熟悉相关理论,能够将理论与实践结合起来,熟悉公共卫生项目成本核算的基本原理、核算步骤和整体流程。

四、实验结果与评价

教师就每一部分的核心问题提问,并对每一部分进行讲评总结,形成一份规范的项目计划报告。

五、实验相关资料

成本核算基本步骤,见图 7-1。

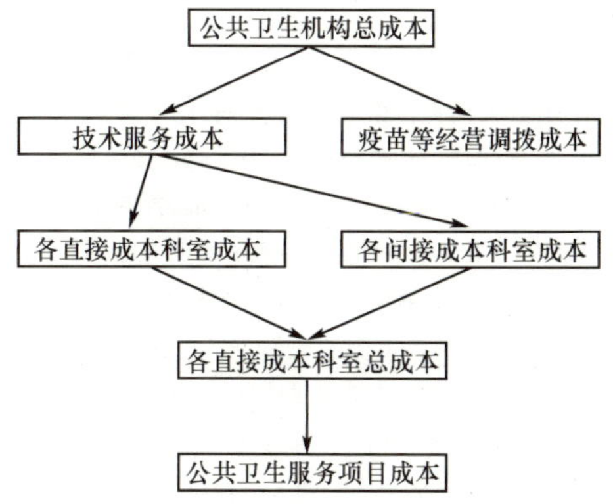

图 7-1　公共卫生服务项目成本核算基本步骤

(蔡伟芹)

实验三　公共卫生服务组织管理

一、核心知识点

(一) 公共卫生行政组织

在中央卫生行政组织中,与公共卫生服务管理相关的职能司(局)主要有法制司、卫生应急办公室(突发公共卫生事件应急指挥中心)、疾病预防控制局(全国爱国卫生运动委员会办公室)、基层卫生司、妇幼健康司、食品安全标准与监测评估司等。

地方各级政府的卫生行政组织根据上级卫生行政要求,结合本地区内卫生工作的实际情况设置相应的处(科、股等),分管各项公共卫生事务。

（二）公共卫生服务组织

目前国务院卫生行政组织直属公共卫生服务业务机构，主要有中国疾病预防控制中心、卫生监督中心、中国健康教育中心等。地方公共卫生服务组织，包括省、市、县疾病预防控制中心、卫生监督所等。

（三）公共卫生服务组织主要职责（以地方各级政府的卫生行政组织及疾病预防控制中心为例）

1. 地方各级政府的卫生行政组织　各级政府的卫生行政组织根据上级卫生行政要求，结合本地区内卫生工作的实际情况设置相应的处（科、股等），分管各项公共卫生事务。主要任务是：根据卫生工作总方针、卫生政策和法规，研究本辖区的公共卫生发展规划和工作计划，贯彻预防为主方针，组织开展预防、妇幼保健等工作，对各行业实行卫生监督，组织协调爱国卫生等群众性的卫生活动。

2. 疾病预防控制中心基本职责和主要工作任务，见表 7-3。

表 7-3　疾病预防控制中心基本职责和主要工作任务

基本职责	主要工作任务
疾病预防与控制	开展疾病监测；研究传染病、寄生虫病、地方病、非传染性疾病等疾病的分布，探讨疾病的发生、发展的原因和流行规律；提供制订预防控制策略与措施的技术保障；组织实施疾病预防控制工作规划、计划和方案，预防控制相关疾病的发生与流行
突发公共卫生事件应急处置	开展突发公共卫生事件处置和救灾防病的应急准备；对突发公共卫生事件、灾后疫病进行监测报告，提供预测预警信息；开展现场调查处置和效果评估
疫情及健康相关因素信息管理	管理疾病预防控制信息系统，收集、报告、分析和评价疾病与健康危害因素等公共卫生信息，为疾病预防控制决策提供依据，为社会和公众提供信息服务
健康危害因素监测与干预	开展食源性、职业性、辐射性、环境性疾病监测、调查处置和公众营养监测与评价；对生产、生活、工作、学习环境中影响人群健康的危害因素进行监测与评价，提出干预策略与措施，预防控制相关因素对人体健康的危害
实验室检测检验与评价	研究、应用实验室检测与分析技术，开展传染性疾病病原微生物的检测检验，开展中毒事件的毒物分析，开展疾病和健康危害因素的生物、物理、化学因子的检测、鉴定和评价，为突发公共卫生事件的应急处置、传染性疾病的诊断、疾病和健康相关危害因素的预防控制及卫生监督执法等提供技术支撑，为社会提供技术服务
健康教育与健康促进	开展健康教育、健康促进；普及卫生防病知识，对公众进行健康指导；协同有关部门和组织，对公众不良健康行为进行干预，促进公众掌握自我保健与防护技能
技术管理与应用研究指导	开展疾病预防控制工作业务与技术培训，提供技术指导、技术支持和技术服务；开展应用性研究，开发引进和推广应用新技术、新方法；指导和开展疾病预防控制工作绩效考核与评估

二、实验目的

（一）学习目标

通过对公共卫生服务组织架构的分析、讨论，使学生掌握公共卫生服务组织基本架构，熟悉各类型公共卫生服务组织基本职责。

（二）知识能力要求

通过对公共卫生服务组织基本职责案例的分析和讨论，提高学生对公共卫生服务组织功能的理解和认识，提高其对公共卫生服务组织岗位职责的认知能力。

三、实验内容与安排

（一）实验内容

（1）公共卫生行政组织架构及职责，公共卫生服务组织架构及职责。

（2）公共卫生服务机构岗位职责完成情况、存在问题及程度，原因分析及改进对策。

（二）内容安排

（1）学生上网查询各类型公共卫生行政组织及公共卫生服务组织架构及职责，独立完成检索报告。

（2）在带教老师的指导下，学生分组考察当地的食品药品监督管理局、疾病预防控制中心等，以小组为单位绘制所考察公共卫生机构的组织架构图及列出其具体任务。

（3）实习同学分组，以小组为单位设计调查问卷，调查与分析公共卫生服务机构岗位职责完成情况、存在问题及程度，提出改进对策，以小组为单位完成调研。

四、实验结果与评价

（1）对收集到的数据进行归纳整理后，完成调研报告，以小组为单位汇报，带教老师做出评价。

（2）根据检索资料、现场考察及调研结果，完成组织架构图、列出某一类型公共卫生服务组织具体任务、及形成一份规范的公共卫生服务机构岗位职责实施现状及改进对策报告。

五、实验相关资料

（1）网站：各级政府部门的公共卫生服务组织主要包括卫生行政组织和卫生业务组织，如国家、省/直辖市/自治区、地区/省辖市/自治州/盟、县/县级市/区/旗、乡（镇）等各级政府的卫生行政组织；卫生监督中心、中国疾病预防控制中心、中国健康教育中心，省疾病预防控制中心、省卫生监督中心、省职业病防治院（中心）、省健康教育中心（所），市疾病预防控制中心、市卫生监督所等卫生业务组织网站。

（2）当地公共卫生行政组织及公共卫生服务组织：实地考察及调研相关的公共卫生行政组织及公共卫生服务组织。

（李　伟）

参考文献

中华人民共和国国务院令第 376 号. 2003. 突发公共卫生事件应急条例
陈力. 2009. 医学心理学. 北京:北京大学医学出版社
程晓明,于跃,盛锋,等. 2004. 社区卫生服务项目成本测算方法. 中国卫生经济,10:48-50
丁晓雯,柳春红. 2011. 食品安全学. 北京:中国农业出版社
杜智敏. 2010. 抽样调查与 SPSS 应用. 北京:电子工业出版社
段广才. 2005. 流行病学实习指导. 北京:人民卫生出版社
杭州市质量监督检测院. 2008. GB/T 22110-2008 食品中反式脂肪酸的测定. 气相色谱法. 北京:中国标准出版社
贺佳,尹平. 2012. 医学统计学. 北京:高等教育出版社
季建林. 2006. 医学心理学. 第 4 版. 上海:复旦大学出版社
金瑜. 2005. 心理测量. 上海:华东师范大学出版社
黎源倩. 2006. 食品理化检验. 北京:人民卫生出版社
李立明. 2004. 流行病学. 第 5 版. 北京:人民卫生出版社
李志华. 2012. 流行病学. 北京:科学出版社
林观平,伍金华,江黎明,等. 2007. 湖光牛奶脂肪酸的气相色谱-质谱联用分析. 现代预防医学,34(19):3619-3624
刘金兰. 2007. 管理统计学. 天津:天津大学出版社
卢纹岱. 2007. SPSS for Windows 统计分析. 北京:电子工业出版社
满晓玮,张知新,顾学范,等. 2011. 新生儿疾病筛查工作的成本-效益分析. 中国卫生经济,5:91-93
倪进东. 2011. 流行病学实习指导. 北京:科学出版社
食品安全国家标准审评委员会. 2010. GB 5413. 21—2010 婴幼儿配方食品和乳粉中钙、铁、锌、钠、钾、镁、铜和锰的测定. 北京:中国标准出版社
苏金明,傅荣华,周建斌,等. 2001. 统计软件 SPSS for Windows 使用指南. 北京:电子工业出版社
孙长颢. 2007. 营养与食品卫生学. 北京:人民卫生出版社
孙宏伟,吉峰. 2010. 医学心理学. 济南:山东教育出版社
谭荣波,梅晓仁. 2007. SPSS 统计分析实用教程. 北京:科学出版社
王丽杰,徐可欣,郭建英,等. 2004. 采用近红外光谱技术检测牛奶中脂肪、蛋白质及乳糖含量. 光电子·激光,15(4):468-471
王在翔,崔庆霞. 2015. SPSS 软件与应用. 北京:科学出版社
阳丽芝,陈志伟. 2011. 牛奶中脂肪检测技术的研究进展. 食品科学,(1):270-273
杨秉辉. 2012. 全科医学概论. 北京:人民卫生出版社
荫士安. 2008. 中国妇女营养与健康状况(育龄妇女、孕妇和乳母)——2002 年中国居民营养与健康状况调查. 北京:人民卫生出版社
翟凤英. 2007. 膳食营养调查图谱. 北京:科学出版社
詹绍康. 2010. 现场调查技术. 第 2 版. 上海:复旦大学出版社
詹思延. 2013. 流行病学. 北京:人民卫生出版社
张朝武,邱景富. 2012. 卫生微生物学. 北京:人民卫生出版社
张亮,胡志. 2013. 卫生事业管理学. 北京:人民卫生出版社
张永慧,吴永宁. 2012. 食品安全事故应急处置与案例分析. 北京:中国质检出版社、中国标准出版社
章文波,陈红艳. 2006. 实用数据统计分析及 SPSS12. 0. 北京:人民邮电出版社
中国国家标准化管理委员会. 2002. 农药残留国家标准汇编. 北京:中国标准出版社
中国国家标准化管理委员会. 2003. GB/T 5009. 92—2003 食品中钙的测定. 北京:中国标准出版社
中国疾病预防与控制中心. 2012. 中国慢性病及其危险因素监测报告(2010). 北京:军事医学科学出版社
中国行为医学编辑委员会. 2005.《行为医学量表手册》(光盘版). 北京:中华医学电子音像出版社出版
中华人民共和国国家标准. GB/T 5009. 146-2008:植物性食品中有机氯和拟除虫菊酯类农药多种残留量的测定
祝国强. 2014. 医药数理统计方法. 第 3 版. 北京:高等教育出版社
Chan J M, Stampfer M J, Ma J, et al. 1999. Supplemental vitamin E intake and prostate cancer risk in a large cohort of men in the United States. Cancer Epidemiol Biomarkers Prev, 8(10):893-899